The Digital Cell : Cell Biology as a Data Science

デジタル細胞生物学

データベース化・ImageJ・R・
コマンドライン・Git

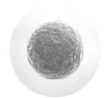

著
Stephen J. Royle
University of Warwick

訳
三浦耕太
Bioimage Analysis & Research 代表

塚田祐基
名古屋大学大学院理学研究科 助教

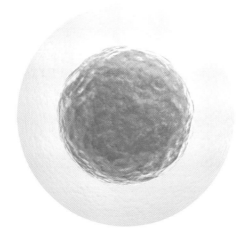

メディカル・サイエンス・インターナショナル

裏表紙の画像提供：舟橋啓さん（慶應義塾大学理工学部生命情報学科 准教授）、德岡雄大さん（慶應義塾大学大学院理工学研究科 後期博士課程）、山田貴大さん（慶應義塾大学理工学部生命情報学科 助教）および山縣一夫さん（近畿大学生物理工学部遺伝子工学科 准教授）。
マウス初期胚の3次元蛍光顕微鏡画像と、それを機械学習で認識・定量したもの。

本書に掲載さているスクリプト/コード、および「訳者付録」のチュートリアルサンプル画像は、下記からダウンロード可能。155ページの注記も参照のこと。
https://doi.org/10.5281/zenodo.4573068

献辞　　Jen、Fin、Kay へ

訳者序文

　この本「デジタル細胞生物学」は英国の細胞生物学の研究者であるスティーブ・ロイルさんが 2019 年に出版した "The Digital Cell：Cell Biology as a Data Science" の日本語翻訳版である。卒論生から研究者まで、実際に実験を行っている方々に向けて書かれた内容である。

　まず、本書全体を、その出版された背景をふまえながらまとめてみよう。21 世紀に入ってから 20 年が経ち、その間にコンピュータとインターネットの利用が広く普及した。これにともない、生物学でも実験の記録やデータの保管・解析・発表は、紙を主体とするものから、コンピュータのモニター上での操作へと大きな変化を遂げた。データは電子媒体に保管され、その解析には、コマーシャルなものからフリーのものまで、さまざまなソフトが広く使用されるようになった。データ自体の巨大化に伴い、その管理の専門的な知識、計算インフラやデータ転送インフラの整備が研究を行う上で必須の条件となりつつある。ラボノートは電子化しつつあり、文献やラボの試薬はローカルネットワーク上のデータベースで管理されようになった。論文にしても、紙の出版物が存在しないウェブ上だけの公刊物（パブリケーション）が増えつつある。さらには、実験データを公刊物として広く世界と共有するための「FAIR」と呼ばれるデータ倫理が推奨されている。これらの動きの全体は、「データサイエンス」と呼ばれるドライな手法が、ウェットの実験科学に大きく融合した、という見方もできるだろう。

　こうした学術のライフサイクルの基盤の変化に加え、特に細胞生物学や発生生物学の研究の現場では、顕微鏡による画像取得がアナログカメラによる撮影と暗室での現像から、数値データであるデジタル画像の取得へと大きく変貌し、「イメージング」と呼ばれるようになった。画像データはモニター上に可視化し、ソフトを使って定量的な解析を行い、図にする際にもレイアウト用のソフトを使って作成し、電子的な書類として論文を学術誌に投稿するように変化した。

　このように大きな変貌を遂げた研究のインフラ、なかでもその情報を扱う媒体の根本的な変革は、まだその歴史が浅いゆえにその使い方も作法も統一されていないのが現状である。この本は、こうして変貌を遂げた研究環境において、実験の計画・記録・データ保管と解析、結果のまとめ方までのそれぞれの新しい手法を概観し、それらを一貫した哲学のもとに紹介している。その哲学とはすなわち、自然界の現象を入力情報とし、研究者は観察（データの取得）・実験・検証といっ

た科学的手法によりその入力情報とのやりとりを行い、その過程と結果を公刊物として出力する。この情報の流れとその変化を司る主体はあくまでも人間であり、実験自体は変わらずウェットであるが、それを計算機の機能をフルに援用した自然現象への働きかけとして捉えているのである。こうした自然現象から公刊物への科学者を介した情報の流れ自体は、伝統的な科学の営みであり今も100年の昔も変わらない。しかし、それをアシストする強力なインフラとして計算機が現れたのである。

本書ではこうした哲学に基づき、情報の集積、整理と組織化、処理と解析、結果のまとめと公刊の過程のそれぞれのステップを、実際的な手法を具体的に示しながら全体を1つの流れとして提言している。もちろん、技術的な発展とともに細かい手法が今後もさらに変化することはほぼ確実であるが、すべての情報を組織化して統一的に扱おうというこの本に見られる一貫した意志は、これからも変わらずに有効な志向性であり、電子化された研究環境が今後いっそう成熟していくための大きな支えとなるであろう。

翻訳者である私自身の場合は、こうした情報の流れの一部にのみ特化し、画像解析をもっぱら研究の対象としている。入力は生画像データ、出力は測定値とその解析である。私はこの作業がまるで配管工のようである、としばしば感じている。自分がデザインして実装した入り組んだ配管の情報処理ネットワークに、解釈の定まらない生の画像データを注ぎ込み、数値を抽出して、統計処理を行って自然界の現象をうまく説明しよう、というのがその配管工の作業である。手前勝手ながらこの感覚を敷衍すれば、この本では、実験の計画の段階から公刊までの全体を配管の工程として扱い、示しているのである。

さて、本書の構成を解説しよう。この本は7つの章からなる。第1章では、上で紹介した「哲学」を説明する。第2章では、電子ラボノートと索引番号を駆使しながら実験のリソースとデータ、コードと分析結果を検索可能なかたちで結びつけ、管理する方法を紹介する。第3章、第4章では画像データの取り扱いから、実際の画像解析までを、ImageJ を使いながら具体的に紹介する。日本語翻訳版の作業が完了する直前の2021年1月に、学術誌ネイチャーが選んだ「科学を変革した10のコンピュータコード」の1つとして、BLAST などと並び、ImageJ が選ばれた。このことからもわかるように、ImageJ は生物学において極めて有用で一般的なソフトであり、本書ではその基本的な使い方を簡潔に紹介している。第5章では、細胞生物学で頻繁に使われる代表的な統計手法を、これもまた生物学で広く使われているソフト、R を駆使しながら具体的に説明する。同時に、「n とはなにか」の議論など、興味深い根源的内容も含まれている。第6章では、実験プロジェクト全体をコンピュータで管理する上でほぼ必須となる

コーディングの基礎と学び方を紹介する。コマンドライン、ImageJ のマクロ言語、R のスクリプト言語の基礎を解説し、これらのコードのバージョン管理を行うためのツールである git の使い方の要点も示す。第 7 章では、結果を示すための図やプロットをソフトを使って作成するうえでの作法とコツが述べられる。

　本文の翻訳にあたって、原文で説明が少々足りないと思われる部分に関して「訳者付録」（155 ページ）として我々翻訳者による独自の解説を加えた。また、新しい技術を背景としているため、日本語訳が定まっていない英単語が多く使われている。現状を鑑みるに英語の専門用語をそのままカタカナで扱う傾向が強くなっているが、今後のこの分野のためにも、また新たに学びはじめる方々のためにも、なるべく日本語に翻訳するようにした。これらの訳語の中には、すでにカタカナ英語で常用されており、イメージングの分野に詳しい専門家にとっては不自然と思われる訳語もあるかもしれない（例えば、「binning」を「装函」とするなど）。このため、比較的細かな「訳語対応表」（175 ページ）を付け加え、今後の参考にできるようにした。この作業にあたって思いがけずも発見したのは、コンピュータを巡るさまざまな単語は中国語ではすでに多くがうまく漢字に翻訳されているということであった。このため、日本語への翻訳にあたって、いくつかの単語は中国語の訳語を参考にしている。内容への質問や、間違い等の指摘は、本書の GitHub のリポジトリの Issues に投稿していただければ対応できる（https://github.com/miura/TheDigitalCell）。

　"The Digital Cell" という題名は、当初は翻訳版でも「デジタル・セル」でよいのではないか、という意見を共同翻訳者や、編集部の方々と共有していたものの、翻訳を進めるうちに「デジタル細胞生物学」へと変わっていった。内容がイメージングを中心とした手法になるので、分野をある程度特定して示したほうがよいだろう、ということでこのような日本語版のタイトルになったが、同じようにイメージングを駆使する他の分野、例えば生物物理学や発生生物学でもこの本の内容は大いに活躍するであろう。

　以下、謝辞を述べる。翻訳の作業にあたって、著者であるスティーブ・ロイルさんには質問のたびに迅速な回答をいただき、感謝している。翻訳は第 1 章から第 4 章を私が担当し、第 5 章から第 7 章は塚田祐基さんが担当した。塚田さんはすでに本を一緒に出版した仲であり、今回、再び一緒に仕事をすることを快諾してくれた。忙しい中一緒に作業していただいたこと、多くの有益なコメントを頂いたことに感謝する。舟橋啓さん（慶應義塾大学理工学部生命情報学科 准教授）とその研究チームには、大変貴重な画像を裏表紙のためにご提供いただいたので、感謝申しあげる。また、編集者である藤川良子さんには、この本の翻訳にお誘いいただいた。そして言い回しが不自然な部分や、内容がわかりにくい部

分などを実に丁寧にご指摘いただき、大いに助けていただいた。もうひとりの編集者である髙橋諒さんは、我々翻訳者らの遅れがちな作業に我慢強く付き合って頂いた。ここにお二人に感謝を述べる。最後になるが、日本に暮らす妻の真由美と息子の樅は常に心の支えとなってくれた。深く感謝したい。また、仕事にかまけてさまざまな面で生活上の不便をもたらしたり、何度も遊びを断ることになって我慢を強いてしまった息子であり共同生活者である櫂に深く感謝する。

2021 年 2 月 4 日　於ハイデルベルク
訳者を代表して　　三浦耕太

序文

　もしあなたが細胞生物学者ならば、自分の分野に起きた変化に気がついていることだろう。かつて、細胞生物学の論文は質的な視点での説明がそのほとんどであった。顕微鏡写真は「典型的な細胞」であり、ウェスタンブロットは「典型的な実験」から得られたもの、といった論文の書き方だったのだ。ところが、このような記述的なスタイルは、より定量的な記述にその道を譲った。目で見ることによる質的な観察の結果は、計測して客観的に検討することに様変わりし、それが今では必須となったのだ。より最近では、技術の発達、計算能力の向上、データ群の複雑化により、大容量の解析、モデリング、自動化が中心的な課題になりつつある。私は、これを「デジタル細胞生物学」と呼んでいる。

　この変化は、次のようなさまざまな方法論にまたがっている（順番に特に意味はない）。

・統計解析
・画像解析
・コーディング
・大規模な解析を可能にする自動化
・再現性
・バージョン管理
・データの保存、アーカイブとアクセシビリティ
・電子ラボノート

　とはいえ、これらの方法論は生物学にとって真新しいものではない。実際、特定の分野ではすでに何年も頻繁に使ってきた方法論である。

　おそらく明白なのは「システム生物学者」ないしは「計算生物学者」と自分を位置づけている人たちや、大規模な細胞生物学のプロジェクトに関わっている人たちが、その先駆者であるということだ。とはいえ、いまやこうした方法論は細胞生物学にも浸透しその主流となり、細胞生物学をこれから行いたいという研究グループは、そうした方法論に精通していることが研究する上で必須になっている。こうした変化は、すでに今現在、科学者を募集する際の要件となるスキルにも変化をもたらしており、また、未来の細胞生物学者のあり方を形づくりつつあるといえるだろう。生物物理学や神経生物学ではこの変化は先を行っているが、

ほかの分野ではこれから始まろうとしている。これは生物学のすべての領域で起きていることで、その変化の只中で研究に関わるのは、とてもエキサイティングなタイミングであるといえる。

　この本は、こうした変化に細胞生物学者を適応させることを目的としている。デジタル細胞生物学者になるために。もしかしたらあなたは、最初の細胞生物学のプロジェクトを開始しようとしている新しい学生かもしれない。この本は、そんなあなたを助けるためにデザインされている。もしかしたらあなたは、細胞生物学の研究をすでに行っているかもしれないが、これまで計算科学、数学や統計にはあまり触れたことがないかもしれない。この本はそんなあなたのよい踏みきり板になるだろう。もしかしたらあなたは、細胞生物学のエキスパートかもしれない。あなたは最新の論文を読み、その論文にある定量的なアプローチを自分の研究室でどうやって応用しようか、と考えているのかもしれない。もしかしたらあなたは、自分のラボにすでにデジタル細胞生物学者がおり、彼らがどのように考えているのか、そして彼らをサポートする上で何がベストか知りたいのかもしれない。この本の中には、あなたのための何かがある。デジタルでいこう。

Stephen J. Royle

謝辞

　この本で何を取り上げるべきかを提案し、顕微鏡の画像を提供してくれた私の研究グループのメンバーたちに感謝します。また、この本のさまざまな部分に関して多くの人々からコメントをいただきました。特に Julia Brettschneider、Gabrielle Larocque、Erick Martins Ratamero、Claire Mitchell、Ellis Ryan らの支援と助言に感謝します。この本の内容については、細胞生物学の多くの仲間たちと話し合い、中でも Julie Welburn と Andrew Peden は本の内容として何を含むべきか、という点で有益な提言をしてくれました。David Stephens、Nicola Stevenson、Richard Sever は、本の内容に関し、とても役に立つフィードバックを返してくれました。最後にこのプロジェクトを進める上で辛抱強く支援をしてくれた私の家族に大いなる感謝をし、特に最初の完全な原稿を読んでくれた Jen に感謝します。

　このプロジェクトは、私のデータ分析ウェブサイト「quantixed」の一部として始まりました。Richard Sever はそれを本に変えようというアイデアをもたらしてくれました。このアイデアを思いついてくれた彼にも感謝しています。

目次

■第1章　デジタル細胞生物学の哲学 —— 1

■第2章　データとのつき合い方 —— 7

■第3章　イメージングのデータ —— 21

■第4章　画像の処理と解析 ———————————— 45

■第5章　統計学 ——————————————————— 73

本書の使い方

・この本では、ImageJ マクロ言語と R、コマンドラインのスクリプト / コード
を以下のように区別し表記している。

ImageJ マクロ言語

R

コマンドライン（Mac ではターミナル、Windows ではコマンドプロンプト）

・上記のスクリプト / コードは, 以下の URL からダウンロードできる（155 ペー
ジの注記も参照のこと）。
https://doi.org/10.5281/zenodo.4573068

・チュートリアルを自習する際に必要と思われる事項の補足を訳者付録としてま
とめ（155 ページ）、素材を上記の日本語版レポジトリに加えた。

・専門用語の翻訳については、訳者により用語の統一をはかり、用語訳の英語 -
日本語対応表を用意した（175 ページ）。

デジタル細胞生物学の哲学

1

　この本に通底した哲学は、まず、細胞生物学を理解するうえで定量がその鍵である、ということである。結果は測定可能であるべきであり、あらゆる定性的な結果は定量されるべきである。次に、すべての解析は可能な限り**自動化**されるべきである。これは、偏りを排除するとともに解析の再現性を担保することを目的としている。これらのすべてを実現するためには全体の構成（**組織化**）がポイントであり、そのことで実験デザイン、実行、データ、定量、結果の間を結びつけることができる。

　実験データはそのアクセスと再利用を容易にするように、体系的に取得し保管する。コンピュータのプログラムは、作業工程（workflow）[訳注1]やパイプラインを使って生データを解析する。この解析は結果を出力するが、それはその場限りのものでしかない。なぜ「その場限り」なのか、ということは下で説明するが、その前に私たちが作業工程ないしはパイプライン、といったときに何を意味しているのかを明確に説明する必要があるだろう。

訳注1：workflow はワークフローと表記されることもあるが、この本では次の節にあるように、パイプラインとの違いを際立たせるために、「作業工程」とする。

作業工程とパイプライン

　自動化された作業工程ないしはパイプラインを用意するということは、自分の分析の再現性を確保することを意味している。人間による介入が必要なステップは最小限にとどめるのが理想であり、なぜならば分析に誤差や間違いを生じさせるのは、悲しいことに私たち人間だからである。作業工程やパイプラインがあれば、大幅な時間の節約にもなる。手動で行う作業工程には時間がかかる。次のような状況を想像してみよう。解析の最後までたどりついたところで、使っているパラメータの1つを変えなくてはならない、あるいは何かを少しだけ別のやり方で測りたい、あるいは、新しくデータを取得したほうがいいかも、といった状況である。こうしたときには、すべてのステップをやり直さなくてはならない。もしこれらのステップをすべてコンピュータが行うように自分でプログラムしていたならば、「実行」のボタンをもう一回だけクリックすることですむのである。

　データ処理を行うための計算機を使った手法は、作業工程ないしはパイプラインと呼ばれる。これら 2 つの言葉は、いずれも生データを片方から入力し、もう片方から最終的な分析結果を出力として得る、という点で似ている。ただし、パイプラインの場合はこの処理が入力から出力までシームレスに自動的に行われる。データを入力し、次のモジュールからモジュールへとデータは自動的に流れていき、そして最終的な分析結果に至る。そこに人間による介入はない。一方、作業工程では最終的な結果を得る前に、処理の中間的な結果を次のプログラムないしモジュールへと手動で渡すことが必要である。パイプラインの例を挙げれば、あるディレクトリ^{訳注 2} にある画像群にアクセスし、情報を抽出し、何らかの計算を行い、データのプロットを行うという一連の処理をすべて 1 つのパッケージの中で行う、ということである。一方、作業工程の場合、例えばディレクトリにある画像群を何らかのスクリプト^{訳注 3} によって分析し、その分析結果を別のパッケージに入力して最終的なプロットを得る。

　作業工程ないしパイプラインのデザインには、無意識に前提となっている 2 つの事柄がある。第一に、生データは読みとり専用として扱われていることである（変更はできない）。第二に、出力結果（グラフ、図など）はその場限りのものであるということである。データは繰り返し何度も、作業工程に入力することができる。あとで、他の作業工程に入力することもできる。これが意味するのは、データはそれが取得されたときのそのままの状態で、触れられることなく存在し続けるということである。生データは作業工程からは独立した存在であり、そこには別のデータを送りこむことも可能なはずである。このことは、その作業工程から得られる出力は実は貴重ではない、ということも意味している。結果であるプロットやファイルは、更新されたり、上書きされたり、あるいは削除されることを想定して設計されるべきである。現在手持ちの出力結果が作業工程の最新バージョンの出力結果かどうか、忘れてしまった…としてもなんの問題もない！単に削除して、作業工程をもう一度走らせればいいだけである。

　これが意味するのは、他の人があなたの分析を再現するには、それが誰であっても、データと作業工程／パイプラインさえあれば可能であるということを意味している。この「誰でも」には、自分自身も含まれていることを忘れないように！未来の自分は、整理と組織化、書類化、自動化と再現性の直接的な受益者なのである。

実験データをスプレッドシートで扱うことについて

　分析のための作業工程、あるいはパイプラインを開発するということは、ある

訳注 2：ディレクトリは「フォルダ」とも呼ばれる。

訳注 3：作業をある程度自動化するために Python や R などのいわゆる軽量プログラミング言語で書かれた実行可能な短いコードを「スクリプト」と呼ぶ。なお、スクリプトでしか使えない処理機能などもあるので、この場合にはスクリプトを書くことが必要になる。

プログラムからまた別のプログラムへとデータを引き渡していくということである。これらのファイルは通常、長大な数字や文字列のリストである。例としては、複数の細胞の複数の時点における蛍光強度の測定の分析結果などが挙げられるだろう。あなたがまず本能的にやろうとするのは、これらの結果をスプレッドシートのソフトに入れて、結果を目で見ることができるようにすることかもしれない。あるプログラムから別のプログラムへデータを引き渡すタスクは、コンピュータにとって読みとりやすい（人間にとってではなく）、シンプルに構成されたファイルを使うことで最もよく達成できる。コンマ区切り数値表（comma-separated values, CSV）訳注4 形式のテキストファイルなどの単純なものが理想的である。スプレッドシートのソフトを用いると、こうした単純な形式のファイルを作ることもできるが、そうしたソフトはできるだけ使わないほうがよい。

訳注 4：CSV 形式については、「訳者付録 2：核の分節化」にある「表の取り扱いと CSV 形式」の項を参考にせよ。

　マイクロソフト・エクセルなどのスプレッドシートソフトは大変使いやすく、しかも広く使われているが、科学の場ではいろいろな問題がある。そもそもエクセルはビジネスの現場で営業成績のグラフなどを作るためにデザインされたものである。科学の現場で使用するには、さまざまな理由でふさわしくない。

- 事後検証ができないこと。うっかり何らかの間違いを犯してしまうことが簡単に起きてしまい、ユーザーはそれを永遠に知りえないかもしれない。こうした間違いを見つけることは、あとで何が起きたかをチェックするのに必要な編集履歴ウィンドウがないのできわめて難しい。
- 生物学のデータには適していない。例えば、タンパク質の名前 OCT4、あるいは SEPT9 などは日付に自動変換されてしまう。
- ワークシートには 1,048,576 行、16,384 列の上限がある。
- エクセルでは、論文出版用の高品質な図を作ることができない。
- ユーザーは生データと同じシートに要約統計量を出力しがちであり、これは分析のための単純な生データの出力を妨げる。
- エクセルは人間がデータを眺めるのには適しているが、コンピュータがすぐに理解できるデータフレームとしてデータを整理するのには適していない。

そうはいっても、エクセルを完全に拒否するのもまた実際的ではなく、エクセルが確かに優れている部分もある。

- すばやくデータを整理するのにとても向いている。
- データすべてを鳥瞰し、目立つエラーを目ですばやく見つけるのにとてもよい。
- エクセルはすばやく計算して簡単なチャートを非公式に見せるために用意するのに便利である。

- チャートは動的で、データが変わるとチャートも連動して変わる。
- VLOOKUP() や、ピボットテーブルといった強力な機能を簡単に実行できるが、他のソフトでは厄介なことがある。
- 他のソフトで読み込むために CSV や他の形式でエキスポートするうえで楽。

エクセルの持つ限界には注意を払う必要があり、そのうえで将来的に再利用することを想定しながらデータを常に体系化する必要がある[1]。

- 自分が必要としない自動機能は、データに何らかの変更を加えてしまう可能性があるので、その機能は切っておくべきである。
- 一貫性のあるデータ入力を行うべきである。例えば、日付は常に YYYY-MM-DD 形式を使う、など[訳注 5]。
- セルを空のまま放置してはいけない。空のセルは、そこのデータが未取得の場合、誤って入力されていない場合、あるいは数値としてゼロであるといった複数の可能性がある。
- 生データは変更しないようにすべきで、生データと同じシート上に生データを使った計算結果を出してはいけない。もしそうしたいのなら、別のワークシートに出力すべきである。
- セルの色付けなど、フォーマットによって情報を追加してはいけない。こうした情報は、エクスポートするのがとても難しい。
- データは全体として長方形に整理し、A1 の位置から始める。
- コピーとして CSV などの区切りテキストファイルで別名保存する。

　画像解析ソフトの出力は往々にしてコンマ数直区切り表（CSV）形式である。データが体系的によく整理されており、ファイル命名規則が適切なものであるならば（第 2 章参照）、データをさらに分析したり発表に使う上で必要にして十分である。少し経験を積めば、スプレッドシートソフトの利用から完全に足を洗うことができる。

訳注 5 : 訳者の場合はハイフンも使わないように、YYYYMMDD を常に利用している。例えば、2020 年 5 月 15 日は 20200515 となる。

デジタル細胞生物学のためのソフト

　この本では、2 種類のソフトを使う。画像処理のための ImageJ と、数値計算のための R である。より詳しくいえば、ImageJ と R のそれぞれの環境として Fiji と RStudio を使う。これらの環境については第 3 章で詳しく説明する。これらのソフトを選んだ理由は、無料で入手可能、オープンソース、広く採用されている、そしておそらくこれからも長い間使われ続ける、といった理由である。私たちはコンピュータのコマンドラインも使って、その強力な操作を実行し、読者

の方々の研究に新しい世界の可能性を開いていきたい。この本には、数多くのスクリプト、マクロやコードの例が現れる[2]。これらのコンピュータプログラムは、あえて単純に作成してあり、わかりやすいよう配慮した。その狙いはこれらの例を元にして、自分の仕事のためのコンピュータプログラムを作ってもらうことである。これらのコード例をそれぞれが打ちこむ手間を省くため、次の URL からダウンロードすることができるようにした。

https://doi.org/10.5281/zenodo.2643410

イメージングにフォーカスを当てる

　細胞生物学は幅の広い分野で、多くの技術を網羅しており、そこには構造生物学や生化学から、免疫学や遺伝子解析まで含まれる。細胞生物学者として使うかもしれないすべてのデータ型や手法を 1 冊の薄い本でカバーすることは不可能だ。そこでこの本では、おもに顕微鏡を使った実験で得られるイメージングのデータに集中した。顕微鏡法はたいていの細胞生物学的研究の核心部分で使われることが多い。特にこの本では、蛍光顕微鏡法に注目することにした。他にも明視野の顕微鏡画像、電子顕微鏡画像、原子間力顕微鏡、単一分子局在化顕微鏡法などの画像データがあるがこれらには触れない。電気泳動ゲルやブロットの解析については概観するが、他のデータ型（フローサイトメトリー、プロテオミクス、遺伝子発現解析など）には踏みこまない。これらの種類のデータに関わる分析は、この本に書かれたアプローチに共通している部分が多くある（例：実験のデザイン、偏りのない分析、統計、再現性、表現法）。

鉄の掟

　この本の要所で、守るべき「鉄の掟」をまとめる。以下はデジタル細胞生物学者であるための鉄の掟である。
- 細胞生物学の理解において定量が鍵となる。
- 可能な限り解析は自動化し、人間が引き起こす間違いや偏りを最小限にする。
- 再現性のある研究を目指そう。他の誰かのためでなくとも、自分自身の助けになる。
- 生データは読みとり専用である。
- 出力はその場限りのものであり、使い捨てである。

データとのつき合い方

2

この本を読んでいる方のプロジェクトはさまざまだろうが、データを産生することになるのは間違いないだろう。しかも大量に。この膨大なデータとつき合うためには何らかの戦略が必要であり、そうでなければ圧倒されてしまうだろう。データは、整理して組織化する必要があるのだ^{訳注1}。おそらく自分の研究室には、すでにこうしたことの方針や慣例があるかもしれない。もしそうならそれに従ったほうがいい。いずれ自分のためになるだろうから。もし何もないところから自分で始めなければならないとしたら、この章は、自分自身ないしは自分のグループのために、データ管理の計画を立案するうえで考慮すべきすべての事柄について扱っている。

整理と組織化はなぜそんなに重要なのか？

アインシュタインの乱雑な机の写真をもし見たことがあったとしても、それはとりあえず忘れてしまおう。最近の最も生産力のある科学者たちは、とてもしっかりと整理し、組織化している。「整理し組織化している」ということの意味を具体的にいうとすれば、たとえ何年も前のデータであったとしても、自分のデータはすぐに見つけることができる、ということである。私たちにはそのようにする責任があり、それには2つの理由がある。まず第一に、論文を出版したあとの一定期間、生データを保持していなければいけないからだ（通常10年）。私たちが出した論文に関して、いつ何時でも質問が投げかけられるかもしれず、データを整理・組織化して自分の仕事に関する問い合わせにはすぐに答えられるようにしていなければならない。第二に、整理・組織化された状態であることは、実際のところ科学者の職責の一部であるからだ。自分の研究、あるいは給料も、助成団体（慈善団体ないしは政府機関）からの研究助成金によって賄われていることがほとんどだろう。こうした、いわば取り引きにある関係は、結果を生み出す責任が自分にあることを意味している。もしこれらの結果の適切な記録がなかったら、助成者は資金を出したのに何も得られないことになる。これは助成金の条件におそらく違反することだろう。すべてのデータは、たとえそれがネガ

訳注1：「整理して組織化する」は、原文では get organized という言葉が使われている。その意図するところは、単に整理する（モノを分類して保管する）以上の意味があり、本文にこれから現れるように、分類したものの間を有機的に関連付けるというような行為も含まれる。日本語では通常、モノを組織化するとはいわないが、ここではあえて「情報を組織化する」という意味で組織化という言葉も使うことにする。

ティブな発見であっても、書類に記載し監査可能な状態にすべきである。

　こうしたとても重大な責任に加え、しっかりと整理し組織化することは未来の自分の助けになる。より仕事を効率的にし、より速く結果を得ることの助けになるのだ。実験データはそれを取得した時点では何の意味をも見出すことができないことがある。後になって、より新しい情報のもとで、自分の古いデータに何か意味を見出すことになるかもしれないのだ。もしそれが起きたならば、そのデータを論文として出版することができるかもしれないが、これは、そのデータにアクセス可能で、なおかつそのデータがもつ文脈を理解できるようになっている限りにおいて可能なのだ。

　他に状況としてありうるのは、不測の事態でそのプロジェクトを自分で続けることができなくなり、他の人に仕事の続きを託すことが必要になる場合である。ただし、私の経験では、そのような状況に陥るかもしれないという説明をラボのメンバーにしても、それが整理と組織化への動機づけとして説得力をもったためしがあまりない！　というのも、彼らは目の前にある研究の業務に忙殺されていて、未来の自分が科学的名声を得るチャンスを逃したり、不測の事態に陥ったりすることを想定する余裕がない状態にあるのだ。しかしながら、研究室で自分が行う仕事は確かに重要なのだ。もしそうでなかったらそんな仕事はしないだろう。だからそれは保管されるべきなのである。不慮の死や事故でなくとも、いつかは研究室を去るのであり、誰か他の人があなたの仕事を引き継いだり、そうなれば、論文出版の準備をするためにあなたのデータにアクセスする必要があるだろう。ある人が研究室を去ったあとでその仕事の論文を作成するのは、たとえその人と引き続きコンタクトがとれたとしても大変な困難を伴うし、ましてやその人の整理と組織化が悪ければ、事実上不可能になることもある。最悪のケースでは、その仕事は誰か他の人に最初からやり直してもらうことになり、その論文にあなたが著者として名前を連ねる権利は危機に瀕することになる。

　「何でも覚えておきさえすればいい」、という罠に陥らないようにしなくてはいけない。例えば、ある実験の詳細について、あるいは、どの実験をいつ行ったか、といったことである。私たちの記憶がぼやけるのは速く、しかもそれにだまされたりする[3]。唯一の解決法は、きっちりと整理をし、自分の仕事をしっかりと書類として残すことである。

整理して組織化する方法

実験ベースの整理・組織化法

　データ整理・組織化システムのすべては、実験プロジェクトをベースにして構築しよう。これを実行するには、登録簿としてまとめることを目的に、自分が行うさまざまな実験の索引番号システムを作り上げ、その番号と生データ、解析、ラボノートなどとをリンクする。このための簡単な方法としては、自分のイニシャルと3桁の番号を使って、それぞれの実験を登録簿に追加する。そして次に、実験に題名をつける。これは自分が何をしたいのか、何を見つけたいのかを明確化するのに役立つ。

例

索引番号：SJR089
題名：薬剤 Y の処理によって GFP タンパク X が細胞膜から遊離するかどうかのテスト

　もし実験に簡潔な題名をつけるのが難しすぎると感じるならば、それは複数の実験を1つの実験として計画していることを示しているのかもしれない。上の例を使うならば、仮に薬剤 Y で細胞を処理しているときに、細胞骨格のアクチンにも変化が起きているのかどうかを知りたいとしよう。そうすると、簡潔な題名にするのが難しくなる。なぜならば、そこには2つの目的があるからである。このようなときには、これらの実験を別個に扱い、それぞれに索引番号をつけることが必要である。もちろん、2つの実験を並行して行う計画を立てるのはかまわない。しかし、これらの実験は別々に整理されるべきなのである。もしある実験に題名をつけることに逡巡し続けるならば、その実験には明確な目標がないのかもしれない。その実験はそもそもやる必要がないのかもしれない！

　実験ごとにまとめる整理・組織化法がうまくいくのは、日付に依存しないまとめ方になるので、異なる日付の記述の間での相互参照の必要性がなくなるからである。細胞生物学の実験のほとんどはいく日かにわたって行われるので、より多くの実験をこなすために複数実験が時間的に重なった状態で行われる。これは日付と実験が一対一対応していないということを意味しており、日付ベースの整理法は混乱した状況になりやすい。付け加えると、私たちはずっとあとになって実験結果に立ち戻り、追加の解析を行うことがよくある。索引番号による整理・組織化法ならば、後日に行われる解析もその元となっている作業と同じグループに入れることが簡単にできるが、日付ベースの整理法だと、これらは分離した状態になる。とはいえ、筆者は日付を完全になくせ、といいたいわけではない。逆に、すべてに日付を書き込むべきで、それは、探したいファイルを正しく引っ張

り出すための大きな助けになる。要するにいいたいのは、**整理・組織化法**は実験の索引番号にもとづいて行うことが必要だ、ということである。

　研究者は自分の生データを保存するための場所が必要であり、これもきっちり整理・組織化されている必要がある。理想的には定期的にバックアップが行われるサーバーに共有フォルダを持っているとよい。共有フォルダ（あるいはネットワーク共有）とは、サーバーに割り当てられたファイル保存用の自分のための領域で、ネットワークを経由してアクセスすることができる。技術的な詳細は省くが、そこに自分が生産するデータを保存するのに十分な大きさの容量があることを確認する必要がある。1 回の顕微鏡実験は、200 MB から 10 GB のデータを産出する。新しい技術は、この大きさをさらに大きなものに押し上げつつある。しかも、おそらく何年にもわたって、何度も実験をするだろう。それに見合うだけの十分な容量はあるだろうか？　データ管理計画の鍵となるステップは、データを取得しはじめる前に、必要な記憶媒体の仕様を検討することである[訳注2]。昨今では、助成団体のほとんどは、研究者のデータ管理計画をチェックしようとするので、これは注意深く考えておく価値がある。記憶容量の使用状態はプロジェクトの進行に沿って継続的に監視し、必要に応じてその容量を拡大して十分に確保するようにする。データはサーバーの共有フォルダの 1 箇所にすべてのファイルを保存するのが 1 番よく、さまざまな場所にバラバラに保存してはいけない。ましてやポータブルハードディスクでは絶対にだめである。このことに関するより詳しい説明は、この章後半の「データのバックアップをとる」の節で行うのでそちらを読んでほしい。

訳注 2：データ転送速度も勘案するとよいだろう。

　実験索引番号システムを使ってネットワーク共有の中のファイルを整理しよう。下の例では、"データ" と "分析" はサーバーの共有フォルダの中で 2 つのディレクトリに分かれている。

整理の例

```
1  your_share/data/imaging/SJR089_2018-08-23/
2  your_share/data/western_blotting/SJR089_2018-08-25/
3  your_share/analysis/SJR089/
```

　この例では、薬剤に応答して GFP タンパク質 X が細胞膜から遊離する過程を可視化するために生細胞イメージングを行った（`data/imaging/`）。これと同時に、GFP タンパク質 X の発現を見るため、細胞溶解物を調整し、数日後にウェスタンブロット（`data/western_blotting`）を行って分析した。そのあとに、生細胞イメージングのデータを解析し、分析ディレクトリ

（/analysis/）の適切なフォルダにそれを保存した。すべてのデータは索引番号（この場合は SJR089）を使って簡単にその保存場所を探し出すことができる。

　ファイルやフォルダが数多くあるネットワーク共有内で、特定のファイルを検索するために、コマンドライン（Mac ではターミナル、Windows ではコマンドプロンプト）を使ってすべてのファイル名をテキストファイルに書き出しておくとよい。第 6 章の「コマンドラインの習得」の節により詳しい内容を書いたので、そちらを参照にするとよい。

```
1  cd your_share/
2  find -L . > ~/Desktop/all.txt
```

あるいは、特定の実験に関するファイルを探すこともできる。

```
1  cd your_share/
2  find . -name '*SJR089*' > ~/Desktop/SJR089_files.txt
```

　この 2 番目の例のコマンドは、SJR089 という文字列をファイル名に含むファイルやフォルダをすべて探し出し、デスクトップ上の **SJR089_files.txt** というテキストファイルにそれを書き込む。

　ファイルやフォルダに名前をつけるときにはアルファベットと数字だけを用い[訳注3]、空白は使わない習慣をつけるとよい。コマンドラインでは空白は制御記号として特別な意味を持つので、単に文章表記として空白を用いるときには「エスケープ」する必要がある[訳注4]。空白の使用を回避するには、空白を端折るか（例：**LikeThis**）[原注1] あるいは、空白をアンダースコアに置き換えるとよい（**Like_This**）。このような習慣はこれから行うプログラミングや解析をはるかにラクにするはずである。日付の形式も一貫して同じ形式を使い続けるとよい。日付の記述の標準的な方法（ISO 8601）では、YYYY-MM-DD である（2022 年の大晦日は 2022-12-31 になる）。より短くした変法でも OK であるが（例：221231）、年、月、日の順番を変えてしまうと、混乱と間違いのもとになる。一貫性こそが整理・組織化の要諦である。もし自分が扱っているタンパク質に複数の名称がついているならば、そのうちの 1 つだけを使う。細胞株の名前は正式名称だけを使う、といったように。こうした細かいあれこれが、必要なファイルを見つけることができるかどうかに違いを生むのである。最後になるが、ファ

訳注 3：日本語フォントも避けたほうがよい。どうしても日本語を使いたいときにはローマ字で。

訳注 4：ここでいう「エスケープ」とは、コマンドラインの入力やプログラミングを行う際には、アルファベットや記号が、文章表記のための記号ではなく、システムやプログラムの制御記号であることがあるので、例えば制御記号である空白を表記の空白としてシステムに認識してもらうためには、空白の前にバックスラッシュをつける（例："\ "）。この場合、バックスラッシュをつけることが「エスケープする」ことにあたる。

原注 1：キャメルケースという。

イルの内容に関する情報は、ファイル名に書き込むのではなくファイルのメタデータとして書き込むのが最善である。とはいえ、ファイル名に書き込む以外の方法がないのであれば、そうしよう。最近の傾向としてファイル名がとても長いことがあるが、解析を行う際にこうした長いファイル名から情報を取り出すのには、それなりにけっこう複雑なテクニックがいる。

実験資源のためのデータベース

　研究をしていくと、自分で作ったさまざまな試薬を使うことになる。例えば、DNA プラスミド、細胞株、抗体、siRNA、オリゴヌクレオチドやタンパク質などだ。これらの試薬はラボの資源である。作製には時間と資金がかかっている。研究室にいる間に、自分もその恩恵を受けるだろうし、同時に貢献もするだろう。すべての人にとって恩恵があるのは、これらの試薬が効率的に使えるように整理されていることである。理想的なのは、各種の資源に関して、集中管理のデータベースが用意されていて、目的の試薬をすばやく探し出せるようになっているという状態である。DNA プラスミドを例にとるならば、索引番号システムを使うことがよい手段である。それぞれの DNA プラスミドに固有の索引番号が付与されており、その番号がわかれば、どの箱のどの位置に保管されているのかがわかるようになっていると便利だ。こうした索引番号は、異なる種類のプラスミドを保管するために使うことができる。例えば、各プラスミドに対して 3 本の DNA チューブ（細胞に形質導入するため、クローニングのため、緊急用のための 3 本）と、大腸菌グリセロールのストックがあるとする。これら 4 点は 1 つの索引番号とその場所情報に対応させて保管しておけばよい。プラスミドは、それが設計通りに作製されていることを検証してから索引番号とともに保管する。この番号付けシステムは、実験の計画を立てる際にも、プラスミドの名称はとても長いことがあるので、索引番号で書くことができれば簡便だ。同じような整理システムは、他の共用の試薬に関しても作り上げることができる。自分で作った試薬類に加え、製薬会社から購入した薬品や薬剤も同様に整理する必要があり、それに関しても正しく保管し、置き場所をすぐに見つけられるようにできる。研究室で使われている整理システムがどんなものであろうと、それをひとまず受け止めて、それに従って自分も貢献したほうがいい。もしそうしたシステムがないならば、まずは自分で始めてみるとよい。他になくとも、自分の試薬を整理するためには必要である。再現性を確保するため、おのおのの実験でどの試薬を使ったのかがわかっていることは重要である。ファイルメーカープロのようなデータベースソフトは研究室環境での堅牢なデータベースを作り上げるには理想的である。小規模、あるいは単純なデータベースであったら、マイクロソフトエクセルのようなスプレッドシートのソフトでも作ることができる。

　どこの研究グループでも、「ともかく使える」実験プロトコールの宝の山が蓄

積されていく。こうしたプロトコールはラボマニュアルとしてまとめられるべきであり、それは作業工程の標準の、いわばデータベースとして機能する。それぞれのプロトコールはこれもまた索引番号をつけることができるが、そうしない場合は、その題名で参照されれば十分かもしれない。試薬のデータベースのように、新たな手法の開発に手間をかけたら、それは貴重な資源なのでそのプロトコールを書き上げてマニュアル集に追加すべきである。これはラボの仲間たちの時間と手間を節約することになるが、何よりも重要なのはラボノートへの記載の際に、単にマニュアルにある手法の索引番号を使って参照先を示すだけでよく、その確立されたプロトコールを変更した部分だけ、詳細に書けばよいのである。したがって、重要な試薬、重要な実験や手法に関する索引番号システムがあれば、次にやらなければいけないことは、ラボノートに研究室で行ったことのすべてを正確に記載することである。

電子ラボノート

　紙のラボノートを使う日々は、すでに落日のカウントダウンが始まっている。紙のラボノートはいまだに広く使われているものの、未来は電子ラボノートにある。電子ラボノートは紙よりも優れている。なぜならば、検索が可能であり、書かれたことが読みやすく、簡単にアクセスでき、バックアップ可能なので、失われたり損傷を受けることが決してない。電子ラボノートの選択肢として多くが存在するが、自分の助成機関と所属先が必要としている事項を満たしているかどうかに注意を払う必要がある。電子ラボノートのプラットフォームの選択にあたって検討すべき重要な事項は、次のような点である。

- 簡単に使えるか？　写真やノートを簡単に付け加えることができるか？
- バージョン管理のために、入力内容や編集事項に時刻の打刻が自動的に行われるか？　改ざん防止機能はあるか？
- 自分のノートはどこに保存されるのか？　誰がそれを読むことができるのか？　バックアップとデータのセキュリティを検討せよ。
- 自分のノートを簡単に取り出すことができるか？　電子ラボノートのプラットフォームの会社が規約を変更したり、サービスを終了するといった状況になったときには、これが必要になることがある。
- そのプラットフォームを使うことで発生する費用はどのぐらいか？　個人では？　あるいはラボ全体では？
- ソフトは更新されるか？
- それは優良試験所規範（good laboratory practice, GLP）に準拠しているか。例えば、それはアナリスト、マネージャーや、品質保証レビューアーにアクセス権限を与えることができるか？
- 知的財産権は守られているか？

　私の好む簡単な方法は、電子ラボノートをローカルネットワークで自分で管理することである。私たちの場合はワードプレス（WordPress）をローカルでインストールして使っているが、他のブログ用プラットフォームやウィキも同じような機能を持っており、世界のあちらこちらの多くの研究室や研究所で使われている。もし自分ですでにハードウェアを持っているならば、無料で導入できてとても簡単に使うことができる。ワードプレスは上で述べた検討事項のすべてに合格している。例えば、あらゆる編集過程を確認することができ、変更は必要に応じて元に戻すことができる。大きな利点は、自分でデータを管理するので、知的財産所有権や第三者がデータにアクセスする可能性を心配する必要がないということである。ただし、自分で管理するということには悪い点もある。バックアップをとることや、データのセキュリティの確保はすべて自分の責任になる。とはいえちょっとした技術的なノウハウさえあれば、バックアップやプラットフォームへのログインの正しい管理は、プラグインの追加で簡単に解決することができる。立ち上げ方の手順はオンラインに豊富な解説がある。簡単に立ちあげる方法としては、Linux ベースのネットワーク接続型ストレージ（network attached storage device, NAS）がある。NAS にはワードプレスをインストールし、phpMyAdmin を設定し、mySQL のデータベースを新規作成することが必要になる[訳注5]。単一のワードプレスを 1 つの研究室で使う、あるいはマルチサイトの設定をワードプレスで行えば、複数の研究室がそれぞれ自分の「サイト」を持つことができる。マルチサイトにした場合の典型的な例としてはそれぞれの研究室のメンバーは自分の研究室仲間の電子ラボノートをすべて閲覧できるが、他の研究室のものは見ることができない、というような設定である。そして、研究室メンバーの各個人は自分のラボノートに書き込んだり編集したりできるが、削除することはできない。研究室のリーダー、ないしは特定の管理者はより高い権限をもち、例えばアクセス権限の管理を行う。登録済みのユーザーしかログインして閲覧できないので、電子ラボノートの内容は安全に守られることになる。

　図 2.1 は、典型的な電子ラボノートの記入例である。研究室のメンバーは、サイトに「公開」する前に、まず「ドラフト」の状態で記事の編集を行うことができる。公開したあとは、研究室のメンバー全員が読むことができる。ドラフトの状態にあるときには、筆者と研究室のリーダーだけが読むことができる。閲覧者に電子ラボノートがどのように表示されるかは、「テーマ」によって決まり、自分なりにデザインをカスタマイズすることもできる。

　他にも電子ラボノートの選択肢としては、RSpace、eLabFTW、Benchling、Findings、DEVONthink、LabCollector と labfolder などがある（この本を書いている時点では）。これらのソフトに関して最も心配なことは、将来的にこれらのソフトがどれだけしっかりアップデートされ、維持されていくか、というこ

訳注 5：ハードルが高そうに聞こえるかもしれないが、Synology の NAS を使った訳者の個人的な経験では、とても簡単にセットアップできる。

研究室全体の
電子ラボノート

索引番号と実験の題名

日付と作者
カテゴリーとタグ

索引番号で
参照された試薬

画像データベース
へのリンク
まとめの図

作者名をクリックすると、
その作者による投稿を
見ることができる
（彼らのラボノートである）。

本文は、背景、目的、
方法、結果、結論に
セクションを分ける。

ここで検索することが
できる。
日付やカテゴリー、
タグなどを使って
目的の項目を探す。

セクションはテンプレート
として用意し、さまざまな
テンプレートを供与する
（例：蛍光抗体法の実験
に関して事前にある程度
書き込んであるものなど）。

ラボのメンバーによる
コメントが可能
（間違った内容の
指摘など）

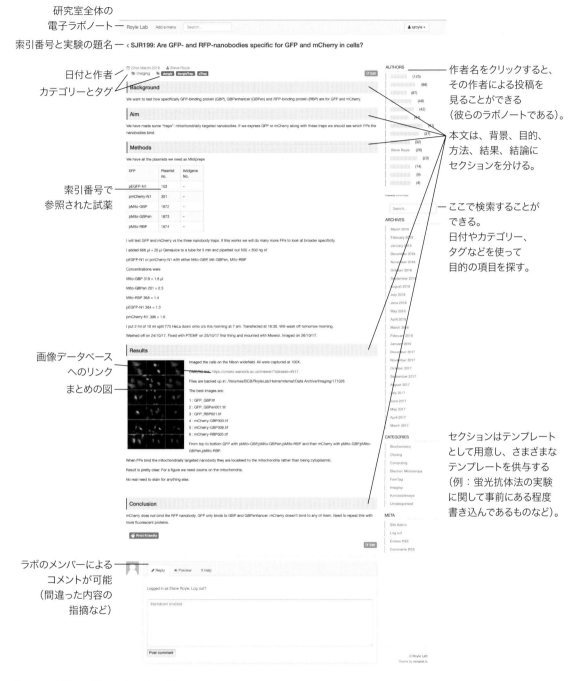

図 2.1　電子ラボノートの記入例
完了した記録には、実験索引番号と、題名がついている。カテゴリーを指定し、タグを付加することで、検索の際の効率を向上させることができる。私たちが使っているテンプレート（鋳型）には、次のような編集項目がある。**背景**：これまでに何があったのか？　**目的**：何を確かめようとしたのか？　**方法**：何をしたのか？　**結果**：何が起きたのか？　**結論**：何を見つけたか？　それは何を意味しているのか？　ここに表示されているテーマは、Gista というテーマを改変したものである。

とである。ワードプレスの場合は、あらゆる場所で使われており、これからも長年にわたって使い続けられるであろうことは、ある程度確信をもつことができる。ほかに購入することのできるソフトとしては、マイクロソフトのワンノート（OneNote）やアップルのメモ、エバーノート（Evernote）がある。これらは実に強力なソフトであり、多くの人が使っているが、ラボのメンバーの仕事に関する記事と、彼らの個人的な記事を分けるのは頭の痛い作業になる。

　電子ラボノートを使うことの大きな利点は、検索、カテゴリー、タグなどによって実に簡単に電子ラボノートに記載されている情報を見つけることができるという点にある。テンプレートを用意すれば、記事を完成させる速度を上げることができ、手で書いた記録よりも多くの情報を含むことになる。

　電子ラボノートは、ここまでに説明したデータ整理・組織化法によくマッチしている。電子ラボノートの記事は、実験の索引番号と、それに続く実験の名称を記事の題名とすべきである。使用したあらゆる試薬は、その索引番号を使って参照し、あらゆるデータとその解析は記事の一部として挿入し、あるいはリンクすることができる。このことで電子ラボノートの記事は、実験の全体をその開始から終了まで記載する手段となる（**図 2.2**）。

イメージングのデータのデータベース

　イメージングのデータに関しては、仕事を整理するためのオープンソースのデータベースソフトが存在する。目下この分野でリードしているソフトウェアプラットフォームは、Open Microscopy Environment（OME）サーバー[訳注 6] と、OME Remote Objects（OMERO）であり、サーバーに保管されたデータにオリジナルのデータ形式のままアクセスすることを可能にする。また、実験に連動したメタデータのすべては、失われることなく保存される。OMERO では解析や図の作成を行うことができ、プラグインを介して ImageJ（広く使われている画像解析ソフト。第 4 章を参照）などの画像分析ソフトとデータのやりとりをすることが可能である。画像は、プロジェクトとデータセットに整理される。うまくいきやすいやり方は、いくつかのプロジェクトと多数のデータセットとして管理することだ。おすすめの整理法は、研究している大きなトピックごとに 1 つのプロジェクトを設定することである。例を挙げるならば、自分のおもなプロジェクトが微小管を介したミトコンドリアの輸送に関するものであったとする。もし自分がこのトピックについてのみ研究を行っているならば、プロジェクトは 1 つだけでよい。もしさらに副トピックとしてライソソームの輸送に関する研究を開始したならば、これは 2 番目のプロジェクトとすればよいだろう。データセットは上で述べた実験索引番号と対応させる。データには必要に応じてアクセス権限を設定する。例えば、すべてのラボメンバーとラボのリーダーを 1 つの

訳注 6：https://www.openmicroscopy.org を参照せよ。

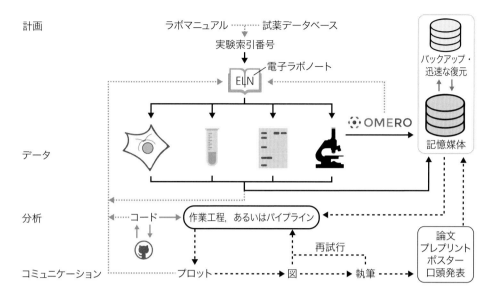

計画 ラボマニュアル ⋯⋯⋯⋯ 試薬データベース
実験索引番号
ELN — 電子ラボノート
バックアップ・
迅速な復元
記憶媒体
OMERO
データ
分析 コード → 作業工程，あるいはパイプライン
再試行
論文
プレプリント
ポスター
口頭発表
コミュニケーション プロット ⋯⋯⋯⋯⋯ 図 ⋯⋯⋯⋯ 執筆

図 2.2　整理・組織化する方法
ここでは、計画、データ、分析（解析）、コミュニケーションに分けて説明する。
計画：ラボのマニュアルやラボの試薬データベースの情報を使って実験を計画する。それ
には索引番号を与え、その番号は、その実験に関わるすべての事項に関して情報の場所を
特定するために使われる。
データ：取得した実験結果は生データのままサーバーに保管する。このサーバーは冗長バッ
クアップがなされている。必要に応じて、OMERO のようなデータベースにイメージング
のデータを保管する。
解析：サーバーにあるデータを解析の作業工程やパイプラインの入力とする。この解析を
行うコードは遠隔にあるサーバー、例えば GitHub などを使ってバージョン管理をする。
コミュニケーション：解析の結果はプロットとして出力し、それは論文の図やプレゼン
テーションの素材となる。新しいデータや新しいコードを入手したとき、あるいは必要な
データが増えたり変わったときなどには、解析を簡単にもう一度実行することができる。
プロット、コード、データとデータベースへのリンクは、電子ラボノートに実験の索引番
号を使って記載される。
凡例：黒の矢印は実験の流れ、灰色の点線の矢印は電子ラボノートに記載される情報、黒
の破線の矢印はデータを使った仕事を示す。

グループとして、OMERO での設定は個々のラボメンバーは自分のデータのみ
閲覧可能で、ラボのリーダーはすべてのメンバーのすべてのデータを閲覧でき
る、といったようにデータへのアクセス権限を制御できる。

　OMERO のデータベースは、自分の電子ラボノートのリッチな拡張であると
とらえるとよい。例えば、画像のそれぞれに注釈、タグ、評価やコメントを付け
加えることができる。画像には実験プロトコールやその画像の解析結果などの
ファイルを添付することさえできる。重要なのは、自分の電子ラボノートから

OMERO に対してリンクを張ることができるので、こうした情報を画像データとともに自分の整理・組織化システムの一部分として扱えるようになることである。OMERO を通じて共同研究者と画像データを共有することや、Image Data Resource（IDR）訳注7 のような公開データリポジトリにアップロードすることもできる。なお、IDR は OMERO を使って運営されている。他にも画像データベースのプラットフォームは存在しているが、特定のサーバーや顕微鏡システムと組み合わせた使用に限定されている（例：ACQUIFER やツァイスの Zen Image Browser）。

訳注 7：https://idr.openmicroscopy.org を参照せよ。

外部とデータを共有する

　研究室内のデータの管理がうまく維持されているならば、ラボのメンバーは自分の実験データに簡単にアクセスすることができる。では、研究室の外とデータを共有するにはどうしたらいいだろうか。ゲノム生物学と構造生物学の分野では、インターネットを介したデータ共有の長い歴史がすでにある。細胞生物学の場合は、データの共有は巨大プロジェクトなどに限られてきた。論文出版のための必要事項は変化してきており、学術雑誌の多くは出版の際に生データも公開することを要求するようになってきている。データ公開のためのリポジトリは、自分のデータを世界に向けて公開することを助けてくれる。例えば、OpenMicroscopy が提供している Image Data Resource はウェブ上で画像データを公開するためのリポジトリである[4]。他のリポジトリとして、Figshare、Dryad や Zenodo などがある。別の手段としては、自分でデータをダウンロードできるように単にサーバーにおいてネット上で公開することである。このことのおもな問題は、そのデータがウェブ上で公開されていることに永遠に責任を持たなければならないということである。サーバーのセットアップを自分で行い、その維持管理をずっと続ける必要があるのは間違いない。このようなやっかいなことがあるうえに、その価値あるデータ資源はウェブ上で孤立した存在となり、見つけることが難しいかもしれない。さらには、もしあなたが他の研究所に異動したり、退職したりしたときにはどうなるのだろうか？

　このように世界全体に向けてデータを共有・公開するほどではなく、データを研究室の外部と共有したいということもあるだろう。他の研究所に所属している研究室と共同研究をしていて、自分のデータへのアクセス権限を与えたい、というような場合である。画像データベース、例えば OMERO の場合は、研究所の外部のユーザーに対して、自分の研究室のデータにログインしてアクセスできるように設定することができる。ただし、きわめて大きなデータセットの場合には、インターネットを介したデータの転送は、たとえネットの転送速度が速いような状況であっても時間がかかりすぎる。数 TB のデータを保存したハードディスクを郵送してしまうことも、ローテクではあるが実際的な解決法である。

データのバックアップをとる

データを失うことは破滅的な状況をもたらすこともある。だから、それが起きないように努めることが必要だ。「早めの保存、頻繁に保存」は、ソフトのクラッシュにより壊れたりなくなったりするファイルを扱う上での大切な心構えである。とはいえ、何時間もかけて作成したファイル1つを失うことと、データセットのすべて、あるいはあらゆるデータ全部を失うこととは比べものにならない。だから、データ管理の計画には、データを保管する安全な場所に関しての計画も含まれるべきである。サーバーのハードウェアの維持管理はあなたの責任であることはほとんどないだろうが、データを保管してるサーバーがきちんと管理されているかどうかを確認することをおすすめする。それは定期的にバックアップされているだろうか？　それは研究所ではない遠隔の場所にある保管場所だろうか？　破壊的事態が起きたときの復旧プランは？　ハードウェアに損傷があったときや火災などが起こったあと、再びデータにアクセスできるようになるまでどのぐらいの時間がかかるだろうか？

バックアップ体制の一例としてあるのが、顕微鏡による画像取得セッションのデータがサーバーの共有フォルダに直接コピーされるという体制である。共有フォルダにあるデータはすべてが離れた場所にある、まったく同じ構成のサーバーにスケジュールに従ってバックアップされる。このスケジュールは、スナップショットを1日なら1時間に1回、1カ月なら1日に1回、1年なら1カ月に1回、といったように取得する。このことで、意図しない削除、ファイルの損壊、あるいは他のエラーなどがあったときに、ユーザーがファイルを復元できるようになる。理想的には、もし1番目のサーバーが落ちたときにはミラーのサーバーをすぐにオンラインにできるような体制にして、みなが仕事を継続できるようにする。こうしたシステムが導入されたら、まず行うのはそれが実際に動いているかどうかを確かめることである（例：バックアップからデータを復元できるか？）。

研究室のメンバーは通常、サーバーからファイルをローカルのマシンにコピーして、ローカルでそのデータに関する作業を行うだろう。元のファイルはサーバーにあり、触れられることはないままである。ローカルで行われるあらゆる解析も、一定のスケジュールに従ってバックアップすることができる〔例：アップルのコンピュータであればタイムマシン（Time Machine）、Windowsでは非純正品のソフトとしてジェニータイムライン（Genie Timeline）など〕。最終的には、すべての解析関連ファイルとそれに関する素材ファイルは、サーバーに戻して保管されるべきである。

クラウドを使ったファイル保管のシステムが数年前からポピュラーになった。

少量のデータで共同研究プロジェクトの作業を行うには、すばらしいものである。世界のどこにいても自分のデータにアクセスできること、簡単にファイルを共有できることなどは利点である。また、ファイル保管のシステムや定期バックアップのスケジュールにも気にかける必要がない。クラウドのシステムを運営している会社が行うからである。とはいえ、何 TB もあるような大きなデータに関しては、速度とコストという点で自分のキャンパスにあるハードウェアにファイルを保管したほうがよい。自分の研究所の IT 管理部が、どんなサービスを提供してくれるのか、調べてみるとよいだろう。

鉄の掟

- 整理・組織化は未来の自分の助けになる。
- 実験の索引番号を使ってすべてを整理・組織化する。
- 日付の書式とファイルの名前には一貫性をもたせる。
- 電子ラボノートは整理・組織化の中心部であり、研究室のデータベースやプロトコールを結びつける要所である。
- 生データを保管し、どのような形であっても変更しないようにする。
- バックアップせよ、バックアップせよ。そしてバックアップをチェックせよ。
- 整理・組織化していないラボの誰かさんにだけはならないようにしよう。

イメージングのデータ

3

この章では、画像にはどのような情報が含まれているのか、そしてどのようなソフトを使ってその情報を引き出すことができるのかを見ていく。第 4 章では、画像処理と画像解析についてより詳しく見ていく。

ソフトの選択

画像解析で使うデータ解析ソフトは、さまざまなものが入手可能である。ソフトの例を挙げると、Fiji/ImageJ、Icy、CellProfiler、IMOD、Imaris、MATLAB、Python、R、LabVIEW、Igor Pro…他にももっとある。これらのそれぞれには、得意とする処理もあれば、限界もある。あなたはどれを選ぶだろうか？

細胞生物学における解析作業の手順では、多くの場合、画像解析ステップをいくつか経た後に、数値計算を行う。これらは**パイプライン**として行われることが理想だが（つまり、すべてを 1 つのソフトの環境下で行う）、それは実際には不可能なことがほとんどである。その 1 番目の理由は、作業工程のうちのある 1 つのステップで使うソフトが、他のステップでは使えないといったことがあるからである。例を挙げると、ImageJ を使って**細胞の動きを追跡**（track cell movement）することは可能だが、その**運動の軌跡**（track）を解析して論文の図となるようなグラフを作成するには別のソフトが必要となる、といった状況だ。2 番目の理由は、もし作業工程のすべてを 1 つのソフトで書くことができたとしても、それを書く作業に時間がかかりすぎるかもしれないからである。自分が行いたいと考えている解析のステップの処理は、他の誰かがすでに書いているかもしれない。それはもしかしたら、自分の 1 番好きなソフトで書かれたものではないかもしれないので、1 つのソフトにこだわりすぎず、さまざまなソフトを組み合わせて目的の作業工程を作り上げる柔軟性はとても重要だ。特定のソフトを使うことに忠実なのは、尊敬すべきことではあるが、そのことで仕事の滞りが目立ってしまうこともある。

　もう 1 つ考慮すべき点は、ソフトの入手可能性である。ソフトのライセンスは非常に高額であることがあり、そうしたソフトを使うことのできる状態にはないかもしれない。オープンソースのソフトが優先されるのは、それならば自分で書いたコードを他の誰にでも使ってもらうことができるし、当然のことながらそれは科学にとって、役に立つことなのである。付け加えると、通常はライセンスの購入が必要なソフトであっても、ライセンスなしのユーザーでも限定された機能が使えるバージョンがある場合がほとんどなので、有料のソフトであっても完全に無視するのはよくないだろう。

　考慮すべき最後の点は、そのソフトのユーザー層の厚さである。他の人に助けてもらうことはコードを書くうえでとても大切なことである。書き方を学んでいるときには、特にそうだ（第 6 章の「ヘルプを求める」を見よ）。ほとんどのソフトにはオンラインのフォーラムやメーリングリストがあり、そこで質問をすれば助言を得ることができる。そのソフトのユーザーの数が少ない場合には、助言を得るのが難しかったり時間がかかったりするかもしれない。逆にユーザーの数が多い場合には、多くの助言を得ることができるが、助言の質は低いかもしれない。自分が書いたプログラムを他の人と共有することを目指している場合には、広く使われているソフトを使って書けば、そのプログラムが他の人に使われる可能性は高くなる。

　この本では、画像解析には ImageJ を、数値計算には R を使う。Fiji と RStudio は、ImageJ と R のそれぞれの実装版として使いやすい。Fiji は、多くの便利なプラグインをあらかじめ追加した ImageJ のパッケージである[5,6]。RStudio は、R の**統合開発環境**（Integrated Development Environment, IDE）であり、多くの便利な機能が含まれている[7]。

Fiji

　Fiji（Fiji Is Just ImageJ）は、画像解析ソフトである ImageJ に、数多くの便利なプラグインや機能を**同梱**（bundle）したソフトである[5,6]。これが作られた背景には、ダウンロードすればそのまま使える「**電池付き**」の ImageJ を多くのユーザーに対して提供しようという発想があった[訳注1]。ImageJ は、NIH の Wayne Rasband が 90 年代にその開発を開始した。もともとは、NIH Image という名前の Mac でのみ作動するソフトだったが、それがさまざまな OS で動くようにするために Java[原注1] の環境に移植された。現在、ImageJ 1.x（IJ1）と呼ばれるオリジナルのソフトも Wayne Rasband によって引き続き維持管理さ

訳注 1：「電池付き」は、英語圏のソフトで使われるいい回しで、子供のおもちゃが「電池付き」だと買ってすぐに使える、ということから、ダウンロードしてすぐに使えるソフト、という意味がある。

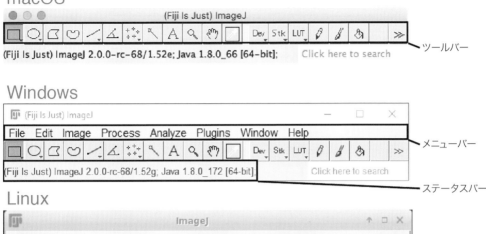

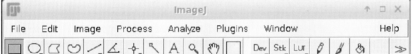

図3.1　Fiji の主ウィンドウ
Fiji の主ウィンドウはメニューバー（コマンドへのアクセス）、ツール（マウスで使う道具類）、
ステータスバー（状態表示）とコマンド検索から構成されている。

れているが、それをソフトの中核にすえつつも大幅に書き直したものが
ImageJ2（IJ2）である。IJ2 は拡張性がより高く、多数の便利な機能を有しており、
例えばプラグインの作者が自分の書いたコードを**使用可能な状態にして配布する**
（deploy）ためのアップデートサイト^{訳注2}機能などがある⁸（第6章の「コード
の共有」を見よ）。Fiji は IJ2 に依存しているが、IJ1 の後方互換性も保持している。
この本では、このソフトを使って作業をする^{訳注3}。

　Fiji を開くと、最初に現れるのは**主ウィンドウ**（main window）である（**図3.1**）。
画像のウィンドウや、その他便利なウィンドウを、メニューバーを介したコマン

原注1：Java は汎用のコンピュータプログラミング言語である。Java で書かれたプログラムは、少な
い依存性のもとでスタンドアローンのソフトとして走るようにデザインされている。

訳注2:アップデートサイト機能は、Fiji に同梱されている中核機能であるので、IJ2 の機能ではないが、
目下 Fiji は IJ2 の実装版という位置づけなので、間違いではない。

訳注3：Fiji は、https://imagej.net/Fiji/Downloads から、それぞれの OS に合致したインストール
用のファイルをダウンロードして、インストールする。ファイルのアクセス権限等の問題を回避するた
め、プログラム用のフォルダではなくデスクトップに Fiji をおくとよい。

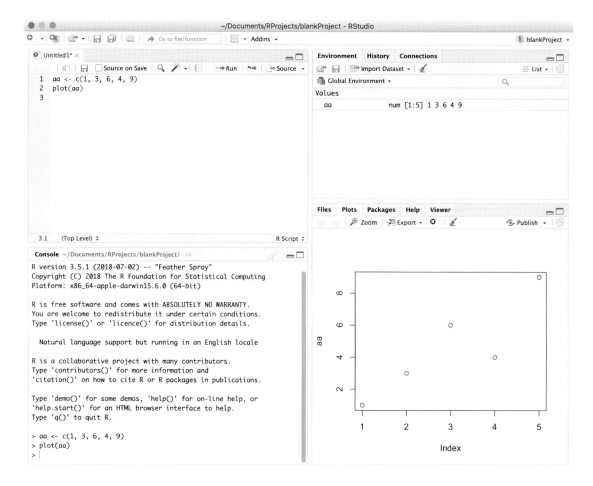

図 3.2 RStudio デスクトップ統合開発環境（IDE）（MacOS の場合）
これは、RStudio におけるプロジェクトの典型的なレイアウトである。左半分がコードを
書くパネルで、右半分はそれを支援する機能のパネルである。R スクリプト、ないし R マー
クダウンは左上で記述し、左下のコンソールはコマンドを手入力するためのコマンドライ
ンインターフェースである。右上の**環境ウィンドウ**（Environment）は、生成されたオブジェ
クトやコマンド履歴が表示される。右下はファイルブラウザであるが、異なるタブでヘル
プやプロットなどにもアクセスすることができる。この図では例として 2 行のスクリプト
を示した。簡単なプロットを表示するためのスクリプトである。

ドで開くことができる。ここでは詳細には触れないが、ROI manager[訳注4]、マ
クロプログラミング、画像情報などのウィンドウを、必要に応じて表示させるこ
とができる。例えば、Results ウィンドウ[訳注5] は測定がなされたときには自動的
に表示される（測定は、m のショートカットキーで行うことができる[原注2]）。第
4 章では、Fiji の出力データを CSV ファイルに保存し、R にそれを入力して解析
する方法を試みる。

訳注 4：ROI manager は、選
択領域（ROI）を管理したりそ
れらを使って測定などを行う機
能。英語メニューの項目名でも
あるので、英字のままとする。
この機能は第 4 章のチュートリ
アルで使う。

訳注 5：測定結果を表示する
ウィンドウ。Results というウィ
ンドウ名がついているので、こ
れもこのまま英語の表記を使っ
て説明を進める。

原注 2：Mac の場合はコマンド
+m、Windows の場合は ctrl
+m。

RStudio

RStudio は、統計プログラミング言語 R のための統合開発環境（IDE）である[9]。RStudio と R は、それぞれをダウンロードしてインストールする必要がある[訳注6]。オープンソースの便利なパッケージやライブラリが、CRAN（Comprehensive R Archive Network）やその他のインターネットのサイトから豊富に入手可能である。R のプロジェクトは、すべてまとめて自分のホームディレクトリ（例えば、`~/Documents/RProjects/`）のフォルダにおくと便利である。新しいプロジェクト[訳注7] を始めるには、[File > New Project...] で「New Directory」「New Project」を選んで、新しいディレクトリに名前をつけて、`~/Documents/RProjects/` を親ディレクトリとして指定する。これで RStudio で新しいプロジェクトにとりかかることができる（**図 3.2**）。

プロジェクトの中で新しいスクリプトを書くには [File > New File > R Script] を選び、そこにコードを書いてコマンドラインの横にある「Run」のボタンをクリックして実行する（図 3.2）[訳注8]。終了の際には、RStudio がワークスペースにデータを保持（キープ）するかどうか聞いてくるが、「No」を選択することを推奨する。データを保存しないことをデフォルトにするには、[**Preference > General]** で、「Save workspace to .RData on exit」を「Never」にする。

データを保持すると、何かデータ処理に間違いがあったときにそれが次のセッションに持ち越されてしまう。さらに重要な点は、再現性のある作業を行うには、RStudio を再起動したときに、古いデータに依存しないようにしておいたほうがよいからである。すでに述べたように、生データとそれを処理するコードさえあれば、あらゆる出力はその場限りのものでありいわば「使い捨て」なのである。

画像とは何か

画像は二次元であり、数字が二次元の行列に配置されたものといえる。**画素**（ピクセル、pixel）は、その行列の中の特定の位置にある数字を表したものである。「画像解析」を行う、とは、これらの数字のうちの一部分を使って計算をすることにすぎない。

図 3.3 は、GFP で標識した**動原体**（kinetochore）タンパク質を発現している分裂期の細胞である（動原体とは、細胞分裂の際に染色体を紡錘体につなぎとめるための複合体である）。動原体は、小さな明るい輝点として見えている。拡大してこれらの輝点のうちの 1 つを見てみると、その輝点の画素は大きな値をもち、一方、その周りの画素の数字は小さな値であることがわかる。

訳注 6：R のインストールパッケージはさまざまな場所からダウンロードできる。日本では例えば、統計数理研究所の以下の URL からダウンロードできる：https://cran.ism.ac.jp/ RStudio のインストールパッケージは、以下の URL からダウンロードする：https://rstudio.com/products/rstudio/download/

訳注 7：R ではデータやその解析、スクリプトやメモなどと、操作の履歴や前回プロジェクトで作業したときの設定などをひとかたまりのプロジェクトとして扱い、これらに対応する複数ファイルをプロジェクトフォルダに保存する。RStudio のプロジェクトにはこれらに付け加えて、さらに RStudio 用の設定ファイルが保存される。

訳注 8：Run ボタンは 1 行ごとの実行になるので、スクリプトをそのまままとめて実行したいときには source ボタンをクリックする。

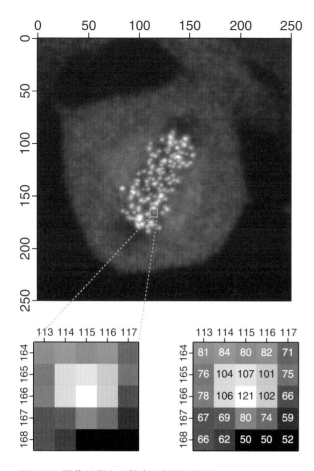

図 3.3　画像は単なる数字の行列である。

数学的なジャーゴン[訳注9] では、1 枚の画像は二次元の関数 f（x、y）となる。ここで、x と y は画像内の空間座標、その関数が出力する数値はその点における離散的な値、となる。

画像の中の画素の数値がとりうる範囲は、その画像の取得に用いた装置のもつ「深度」によって以下に説明するように、異なっている。上の画像の深度は 8 ビットである[原注3]。これは、とりうる値の範囲が 0 から 255 の間であることを示している[訳注11]。画像を撮影するのに使ったカメラの**検出器**（detector）によって、**ビット深度**（bit depth）とそれに対応するグレイ値がさまざまに存在する。最近のカメラで最も使われているビット深度は 12 ビットと 16 ビットである。

訳注 9：ジャーゴンは、「仲間内だけで通じる専門用語」を意味する。

ビット深度	基底	グレイ階調数	整数の範囲
8-bit	1×2^8	256	0〜255
10-bit	1×2^{10}	1,024	0〜1,023
12-bit	1×2^{12}	4,096	0〜4,095
14-bit	1×2^{14}	16,384	0〜16,383
16-bit	1×2^{16}	65,536	0〜65,535

　出版社や、科学とは関わりのないソフトでは、ほとんど場合、8 ビットの画像が好まれる。このようなソフトでは、それよりも大きい**ビット深度**の画像を扱ったり表示したりすることはできない。画像解析のときには、画像を取得したときのビット深度をなるべく変更せずに画像を取り扱い、必要なときにだけ**間引き標本化**（downsampling）を行って、より小さなビット深度に変換する[訳注 12]。

　注意を喚起しておくが、コンピュータのスクリーンに表示される画像は、そのもとになっているデータを反映していないこともある。例えば、前ページの図 3.3 に示した画像では、画素の最小値が黒に、最大値が白になるようにコンピュータ上では表示されており、黒は 0 の値、白は 255 の値、というようには表示されていない。これは、**濃淡調整**（contrast adjustment）と呼ばれる**画像操作**（image manipulation）である[訳注 13]（第 7 章で行う、やってもよい、あるいは悪い濃淡調整の議論を参照せよ）。

原注 3：**ビット**（bit）とは、「**二進数情報桁**（binary information digit）」であり、計算機で情報を**符号化**（encode）している。1 ビットは 0 か 1 の 2 つの値だけをとる。**オクテット**[訳注 10]（octet）は 8 ビットで、256 の離散的な整数の値をとることができる。

訳注 10：ソロ、デュエット、カルテットに連なるのがオクテットである。

訳注 11：例えば、8 ビットの「深度」のカメラの場合は、黒から白までの明るさの変化（光の強度）を 256 段階に分けて画素値として出力する。

訳注 12：間引き標本化は一般的に、ビット深度を小さくする場合だけでなく、データを空間的に、あるいは時間的により粗くする操作を指す。例えば、画像の空間的な解像度を下げる操作も、時系列の動画から一定の時間間隔でフレームを抽出することも、間引き標本化にあたる。逆に、データの密度を内挿によって増やすことを**補間標本化**（upsampling）という。

訳注 13：少々、解説を加える。画像中の画素の最小値が 150、最大値が 200 の画像があったとする。この画像を表示させる際に、画素値 0 の画素を黒、255 を白として画素の濃淡を割り振ると、150 から 200 の間の濃淡はかすかなものとなり、コントラストの低い画像として表示される。そこで、150 を黒、200 を白として濃淡を割り振ると（濃淡調整）、同じ画像データであってもコントラストのよい画像として表示される。これは後で説明があるルックアップテーブルを変更することにも相当する。

画像の形式

　画像の画素値はファイルの中に保管されるが、その標準的なファイルのフォーマットは、TIFF である（Tagged Image File Format）。TIFF は **可逆圧縮形式**（lossless compression）であり、グレー階調、カラー画像の使用が可能で、8 ビットないし 16 ビットの画素を使える。互換性は完璧で、どのようなソフト、あるいは OS でも使用可能である。

　他にも互換性はそれほど高くないものの、可逆圧縮形式、目いっぱいのビット深度、多次元イメージングで使用できる形式もある。これらには例えば顕微鏡会社の独自の形式のものがあり、nd2、zvi、lsm、ids などの形式である。これらの形式の画像は、特定のソフトで開いたり、ある程度の画像解析ならば行うことができる。とはいえ、この本が推奨するのは、いずれの形式にしろ、すべて Fiji で開いて解析することであり、これはつまり、Fiji で一般的に使われる TIFF に変換するということを意味している。

　なお、通常の写真やネット上の画像として、一般的に使われる形式も多数存在している。例えば、JPEG や GIF などである。これらの形式は、**非可逆圧縮形式**（lossy compression）[原注 4] であり、また、8 ビットしか使えず、画像解析には使ってはいけない。

　Fiji では、独自形式のファイルを読み込む際には、Bio-Formats という Java のライブラリ[原注 5] を使って読み込む。Bio-Formats を使うと、多様な画像形式への対応が可能で、メタデータを自動的に解読して正しい時空間次元の取り扱いと、設定に厳密に従った物理スケールで画像を読み込み、表示させることができる。TIFF 形式の画像は 8 ビットか 16 ビットに限られるため、その他のビット深度で取得した画像（例えば、12 ビット）は、16 ビットの画像として保存される。技術的には上位のビットを空にする、あるいは値に 16 をかけて数値を 16 ビットに拡大して保存する[訳注 14]。

画像の型

Fiji で使える画像の型は 5 種類である。

- 8 ビット　256 のグレイ階調（0 〜 255）のを表示する（整数のみ）
- 16 ビット　65,536 のグレイ階調（0 〜 65,535）を表示する（整数のみ）
- 32 ビット　40 億を超えるグレイ階調（実数）を表示する（画素値は浮動小数点であり、整数ではないので、**非数**（Not a Number, NaN）[原注 6] を含むあらゆる輝度値[訳注 15] を持つことができる）
- 8 ビットカラー　256 種類までのカラーを、ルックアップテーブル（Lookup

原注 4：非可逆圧縮形式では、ファイルの大きさを小さくするために画素情報を省いたり、近似を行う。

原注 5：Java のライブラリとは、コンピュータ言語 Java を使って書かれたコードのひとまとまりである。ライブラリは、何度も使うような機能のコードを集めたもので、他のプログラムからそれを参照して使用する。例えば、画像の読み込み、書き込みなどはそうした機能である。

訳注 14：カメラのソフトによっては、どちらの方法で保存するかを選択することができる。

原注 6：NaN は、**割合画像**（ratio image）を作るときに便利である（ある画像を他の画像で割り算すること）。この計算結果は実数になるが、もとの画素の値によっては計算できないケースも現れる。例えば、0 で割るような場合、結果は NaN とすることができる。

訳注 15：「輝度値（Intensity value）」は「画素値（pixel value）」と同義である。

Table, LUT）を使って表示する（整数のみ）。特に、ルックアップテーブルが
画像とともに保存されることもある

● RGB カラー　赤、緑、青の色をそれぞれ 8 ビット値で符号化する。24 ビッ
ト画像と呼ばれることもある。RGBA 画像では 32 ビットである。この場合、
4 番目の 8 ビット分はアルファ値（透過度）を符号化している。

　コンピュータの世界でのカラーは、通常、RGB 空間のカラー、つまり赤、緑、
青の三原色の数値による表示を指している。各画素は赤、緑、青のそれぞれに関
する数値を持っており、その三原色の組み合わせの**加法混色**（additive color
scheme）によって色が決定する。24 ビット画像で真赤と真緑が重なっている
場合、画素値は（255、255、0）となる。これは赤チャネルが 100%、緑チャ
ネルが 100%、青チャネルが 0% であることに相当し、この画素は真黄となる。
グレイ階調の画像は、RGB モニターで各チャネルを同一の値にすることで表示
されている〔例えば、画素値が 42 の場合は、（42、42、42）として表示され
ている〕。一方、印刷媒体では**減法混色**（subtractive color scheme）を用いて
おり、CMYK〔シアン（緑を帯びた青）、マゼンタ（紅紫）、黄、黒〕が一般的
に使用されている。この場合は、インクの混色に応じた吸光度や反射度の特質に
よって特定の色が作られる。例えば、シアンとマゼンタの混合が、青になる。
RGB の色空間に対して、CMYK が作る色がすべて対応しているわけではなく、
その結果として印刷用に変換した顕微鏡写真は、鈍く、鮮やかさが足りなく感じ
られることが多い。印刷のための画像を準備するのでなければ、CMYK を使う
必要性が生じることはないだろう。

　Fiji では、これらのいろいろなカラー画像への対応に 3 つの手段を用いている。
1 つ目は**疑似着色**（pseudocoloring）である。グレイ階調で取得された画像は
通常、線形のルックアップテーブル[訳注 16] によって可視化される。各画素は値を
1 つだけもつが、疑似着色の場合、この値がカラーのルックアップテーブルを
使って表示される。グレイ階調の値は、表（table）の中でそれに当てはまる値
を「検索し（looked up）」、対応する RGB の色を探し出してその色が表示される。
2 番目の手段は、RGB カラーによる画像である。この場合には、各画素は 3 つ
の値をもち、それぞれの値は赤、緑、青に対応している。この 3 つの値の組み
合わせが、RGB の色空間の中でどの色であるかを指定するわけである。各画素
は 3 つの値を持っているので、RGB 画像は 3 枚のグレイ階調画像に分割するこ
とができるし、逆に 3 枚のグレイ階調画像を重ねることで RGB 画像を作ること
もできる。3 番目の手段はコンポジット・カラーによる画像である。この場合、
チャネルを入れ替える、特定のチャネルを非表示にする、疑似着色をする、など
が行える[訳注 17]。

訳注 16：通常のルックアップ
テーブル「Grayscale」のこと
を指している。

訳注 17：コンポジット・カラー
に関するより詳しい解説は、以
下のウェブページを参照のこ
と。https://imagej.nih.gov/
ij/docs/guide/146-9.html#
toc-Section-9

　カラーに関して、最後につけ足しておく。ImageJ では RGB 色空間の他に 2
種類の色空間を使うことが可能であり、それぞれを HSV/HSB 色空間〔色相
（hue）、彩度（saturation）、明度（value ないしは brightness）〕と、Lab 色空
間〔明度（Lightness）とカラー a、カラー b〕という。これらの色空間を実際
に使用することはおそらくないものと思われるが、いずれも使用可能な画像の型
なので、完全を期すためにここに付け加える。

多次元の画像ファイル

　これまでの説明からわかるように、1 枚のグレイ階調画像は二次元の行列であ
り、x 軸と y 軸の方向はそれぞれその画像の幅と高さに相当してる。さらに、よ
り高次元の次のような画像もある。

- 色（C）　複数のチャンネルを撮影することができる[訳注 18]。
- Z 軸深度（Z）　Z 軸系列画像は x、y のおのおのの位置に関して、複数の**切片**
  （slices）[訳注 19] をもつ。
- 時間（T）　時系列画像は複数の**フレーム**（frame）からなり、それぞれはあ
  る一時点における画像である。

　さらに複雑なことに、**マルチポイントの実験**（multipoint experiment）では、
これらの高次元をすべて含む画像のまとまりが、さらに空間的に異なる場所で多
数取得され、全部が 1 つのファイルとして保存される。こうした複雑な実験は
ここでは差しおいておき、1 つの場所で取得した画像データに注目して、これら
の多次元について説明しよう。

　最も単純な画像の型は、1 枚のグレイ階調画像である（C ＝ Z ＝ T ＝ 1[訳注 20]）。
画像の枚数が 2 枚以上になると、**画像スタック**（image stack）と呼ばれる。そ
れは例えば、4 つのチャンネル画像からなる多チャンネル画像（C ＝ 4、Z ＝ T ＝ 1）
であったり、チャンネルは 1 つだが 10 枚の異なる光学切片からなる共焦点顕微
鏡画像であるかもしれない（C ＝ 1、Z ＝ 10、T ＝ 1）[原注 7]。あるいは、1 チャネ
ルかつ一定の **Z 軸深度**（z-depth）、毎秒 1 フレームで 1 分間撮影された動画か
もしれない（C ＝ Z ＝ 1、T ＝ 60）。

　ハイパースタック（hyperstack）と呼ばれる画像は、もう一段階、複雑である。
多チャンネルの Z 軸系列画像、多チャネルの動画、1 チャネル・Z 軸系列（z-series）・
時系列の画像、あるいは多チャネル・Z 軸系列・時系列の画像などは、すべてが
ハイパースタックである。X、Y、C、Z、T の軸に関してすべてが 1 以上の場合
には、五次元画像（5D image）と呼ばれることもある。画像は X、Y、C、Z、
T の順番に並べることが普通であるが、次元に関する呼び方に一貫性はない。例

訳注 18：イメージングの際に使
われる「チャネル」は、同一の
サンプルを異なる周波数領域の
励起光・蛍光で撮影した際の、
それぞれの周波数領域の画像
を指している。2 種類の蛍光標
識を行ったサンプルの画像デー
タは、2 チャネルの画像データ、
となる。

訳注 19：Slice や Frame といっ
た ImageJ で使われるスタック
の中の画像の呼び方は、三次
元目がどのようにして取得され
たか、ということに依存してい
る。注意しなければいけないの
は、たとえそれが本来は時系列
の画像としたスタックであって
も、Z 軸系列画像として Im-
ageJ が誤認するケースがある
ことである。この場合には、後
に触れる「Image property」
を調整して時系列として認識さ
れるようにする。

訳注 20：これは、チャンネル数
が 1 つ、Z 方向の切片が 1 枚、
1 時点での画像であることを示
している。

原注 7：Z 次元が加わると、画
素とこれまで呼んでいた存在
は、**体素**（voxel）と呼ばれる
ようになる（体積的画素 volu-
metric pixel）。

えば、四次元画像が多チャネルの Z 軸系列を指すこともあれば、多チャネルの動画を指すこともある。ここでいう「順番」とは、1 枚 1 枚の XY の画像がどのような順番でスタックの中に格納されているか、という順番である。2 つのチャネル、3 枚の Z 軸系列、10 時点をもつ X、Y、C、Z、T ファイルの場合であれば、順序的に最初にくる画像はチャネル 1 の Z 軸の 1 枚目、1 番目の時点の画像である。2 番目の画像はチャネル 2 の同じ Z 軸の位置、同じ時点の画像になる。3 番目の画像は再びチャネル 1 だが、Z 軸に関しては 2 枚目、時点はそのまま同じ最初の時点のものとなる、というように続く。7 番目の画像は、チャネル 1、Z 軸の 1 枚目、2 時点目の画像になる。全部では 60 枚の画像である。これらの詳細を知っている必要が出てくるのは、特にハイパースタックを並び替えたいとき、**分割したいとき**（substack）、**複数のスタックを組み合わせて新たにスタックを作りたいとき**（de-interleave）などである。

　次元がより多い、ということはファイルのサイズがより大きくなるということである。例えば、2 チャネル、7 枚の Z 軸切片、3 分間隔の時系列画像を一晩取得した場合、3,360 枚の画像になる。これらの画像の大きさが 1,024 × 1,024（すなわち 100 万画素）で、16 ビット画像であったときには、ファイルのサイズはおよそ 7.1 GB になる。注意しておくと、4 GB よりも大きなファイルは多くのソフトでは開くことさえままならない。Fiji では大きなハイパースタックを開くことはできるものの、最終的には使用可能な RAM の大きさに依存する。しかし、**仮想スタック**（virtual stack）という機能を使うと、この限界を回避することができる。この機能では、表示する画像をディスクから一時的にのみ読み込む〔オン・ザ・フライ（on the fly）と呼ばれる〕[訳注 21]。

メタデータ

　メタデータとは、画像ファイルの場合、画像系列やデータセットに関する付加的な情報のデータである。例えば、その画像に関してどの次元が取得されているか、などがそれにあたる。さらに、画像ファイルの形式によって異なる、追加のメタデータがあり、これには画像取得時の設定情報などが含まれる。例えば、使用した対物レンズの名前と種類、レーザーの出力、**増幅率**（gain）などである。これらの情報は、ファイルを開くときに同時に読み込むことができ、画像を正しく表示するために使われる（他にも用途はいろいろある）。

　使っている顕微鏡システムのソフトが正確にメタデータを記録しているかどうかは、自分で確認する必要がある。もしレボルバーが手動式になっている顕微鏡だったら、使っている対物レンズをそのシステムのソフトを使って自分で設定する必要がおそらくあるだろう。これをやっておかないと、解析の際に画像のスケールが間違っていることになってしまう。

訳注 21：通常、画像ファイルを開くときにはすべての画像をメモリ（RAM）に読み込んでから画像を表示するが、仮想スタックは表示の必要に応じて画像をディスクからメモリに一時的に読み込む。このため、メモリの消費は表示している画像のみに限定される。ただし、ディスクからの読み込み速度が遅いと、その速度が表示のボトルネックになって、もっさりとした反応になる。

　Fiji で 画像 を 開 い た 後 に 、 メ タ デ ー タ を 眺 め る に は 、[Image > Show Info...] をクリックする、あるいはショートカットキーである「I」を叩くことで見ることができる^{訳注22}。次の例のようなウィンドウが開くだろう。

訳注 22：原文ではショートカットキー「コマンド＋ I（Mac）ないしコントロール＋ I（PC）」となっているが、I だけでいずれのOS でも情報ウィンドウが開く。

```
HeLa_GFPRab5_mChTubulin_1 BitsPerPixel = 16
HeLa_GFPRab5_mChTubulin_1 DimensionOrder = XYCZT
HeLa_GFPRab5_mChTubulin_1 IsInterleaved = true
HeLa_GFPRab5_mChTubulin_1 IsRGB = false
HeLa_GFPRab5_mChTubulin_1 LittleEndian = true
HeLa_GFPRab5_mChTubulin_1 PixelType = uint16
HeLa_GFPRab5_mChTubulin_1 SizeC = 2
HeLa_GFPRab5_mChTubulin_1 SizeT = 253
HeLa_GFPRab5_mChTubulin_1 SizeX = 1024
HeLa_GFPRab5_mChTubulin_1 SizeY = 1344
HeLa_GFPRab5_mChTubulin_1 SizeZ = 1
HeLa_GFPRab5_mChTubulin_1 Camera/Detector = Rear camera (Hamamatsu
  C10600-10B ORCA-R2)
HeLa_GFPRab5_mChTubulin_1 Channel #1 = 488 nm for imaging
HeLa_GFPRab5_mChTubulin_1 Channel #2 = 561 nm for imaging
HeLa_GFPRab5_mChTubulin_1 Name = HeLa_GFPRab5_mChTubulin_1
HeLa_GFPRab5_mChTubulin_1 Objective magnification = 100.0
HeLa_GFPRab5_mChTubulin_1 Pixel height (in microns) =
  0.06896478832687149
HeLa_GFPRab5_mChTubulin_1 Pixel width (in microns) = 0.06896478832687149
HeLa_GFPRab5_mChTubulin_1 X Location = 0.0
HeLa_GFPRab5_mChTubulin_1 Y Location = 0.0
HeLa_GFPRab5_mChTubulin_1 Z Location = 0.0
HeLa_GFPRab5_mChTubulin_1 Z step (in microns) = 1.0
```

　こうしたメタデータから多くの有益な情報を私たちは得ることができ、また、Fiji は画像を正しい大きさに設定できるようになる（**図 3.4**）。例えば、メタデータを読み解くと、この画像は 2 チャネルから構成されており（SizeC ＝ 2 とあるので）、蛍光色素の励起には 488 および 561 nm の波長の光が使われたことがわかる。あと、知らなければならない点は、何の画像がどのチャネルで取得されたかということである。顕微鏡のソフトの中には、どの蛍光色素がどの画像として取得されたかということをメタデータとして書き込み、保存することが可

画像のウィンドウ

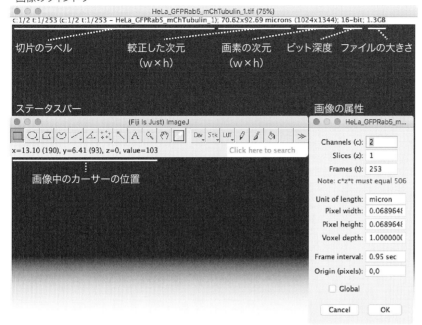

図 3.4　Fiji における画像の属性
画像の属性（Image property）はメタデータから取得され、画像の正しい表示を可能にする。画像ウィンドウの上部に表示される**情報バー**（info bar）は、メタデータに準じて較正された縦横の長さといった次元情報を表示する。画素の大きさがすでに空間の物理的な長さとして較正されている場合には、カーソルの位置は画素単位、および物理的単位の両方でステータスバーに表示され、同時にその場所の輝度も表示される。次元情報は [Images > Properties] によっても見ることができる。もし何か間違いがあって、画像の較正値を変更する必要があるときには、[Analyze > Set Scale...] によってこれを行うことができる（rescaling）。

能なものもある。これができないソフトの場合には、この情報をチャネルの取得順に従って、ファイル名に書き込んでしまうことが簡単な解決法である。上の例では、この画像はヒーラ細胞中の GFP-Rab5 と mCherry-チューブリンの画像であることがわかる。ファイル名をこの情報に従って命名することは、ラボノートにファイル名、標識とターゲットの表を作成するよりも簡単であり、なおかつ参照の必要はなく、間違いが起きる可能性も少なくなる。画像データの整理に OMERO を使っている場合には、画像データにさまざまな形でタグや標識をつけることができ、後で特定の画像を探し出したり、何がそこに写っているかを正確に把握することがしやすくなる。

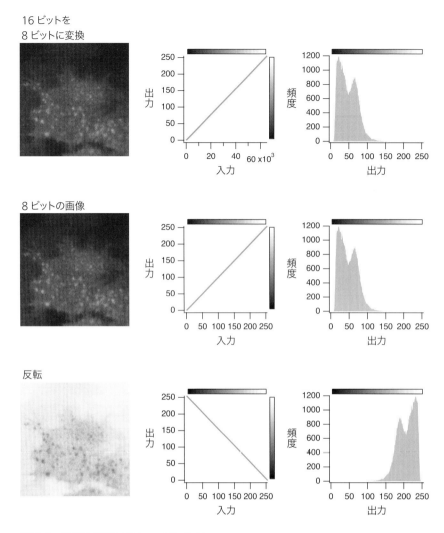

図 3.5 画像の変換（35 ページに続く）

さまざまな画像の変換について、変換結果の画像（左）と入力値と出力値の関係を示すプロットを示し（中）、それぞれの変換が画像の見た目にどのような作用を及ぼすかを示した。変換をすると、画素値は変化する。その結果は、画像のヒストグラムの変化として現れる（右）。画像のヒストグラムとは、任意の値の画素の頻度を示したプロットである。画像は細胞内小胞に見られるタンパク質を GFP で標識し、発現させた細胞を全反射照明蛍光顕微鏡法で撮影したものである。

画像の変換

　画像は、位置や輝度の変換を行うことができる。位置変換には、**回転**、**転置**、**せん断**、**移動**と**拡縮**が含まれる。輝度変換では、画素の位置は同じままでその値だけが変わる（**図 3.5**）。

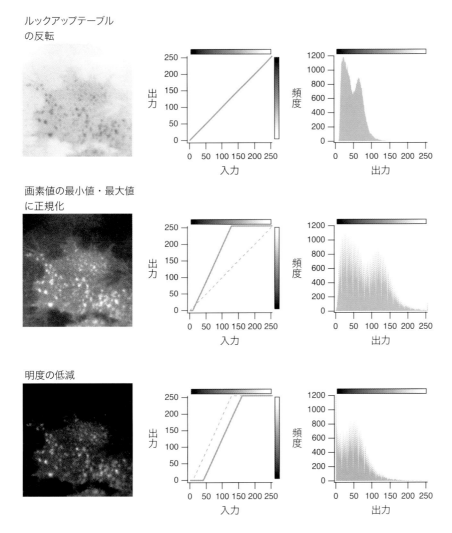

図3.5 （36 ページに続く）

　間引き標本化（downsanpling）は、輝度変換の最も単純な形態である。例を挙げると、8 ビットよりも大きなビット深度で取得した画像を、8 ビットの画像にする場合である。例えば、12 ビットの画像には、0 から 4,095 までの画素値の幅がある。これを 8 ビットに変換するには、それぞれの画素に対して新しい値を付与する。0 から 15 の画素値は 0 に、16 から 31 の画素値は 1 に、といった具合である。すぐにわかるだろうが、この過程で情報が失われていることになる。取得時のビット深度のままで画像を解析するのが 1 番よい、ということの理由はまさにここにある。とはいえ、こうした間引き標本化には、よいこともある。出版社は 8 ビットの画像を必要とするし、コンピュータのスクリーンは 8 ビットである。だから、情報を正しく表示するためには、8 ビットのデータが必

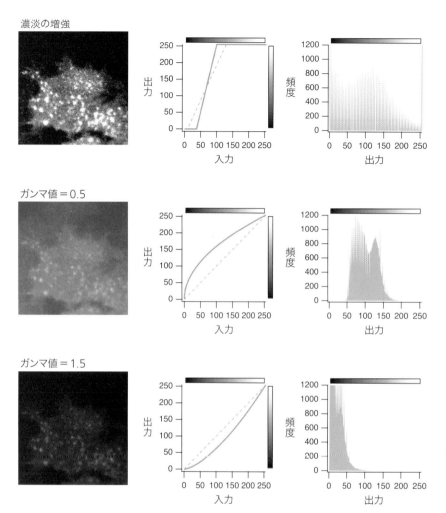

濃淡の増強

ガンマ値 = 0.5

ガンマ値 = 1.5

図 3.5（34、35 ページから続く）

要になるのである。また、画像処理のアルゴリズムによっては 8 ビットでしか
処理できないときもあり、こうした処理を行うには間引き標本化が必要になる。
逆に、8 ビットの画像を、**補間標本化**（upsampling）によって 16 ビットにす
ることもできるが、それで情報が増大することはない。Fiji ではこうしたビット
深度の変換を、[Image > Type] を使って行える。例えば、画素の最小値が
1,939、最大値が 43,538 である 16 ビットの画像は、8 ビットに変換すると、
最小値と最大値がそれぞれ 8 と 170 になる。デフォルトの設定では、ImageJ は、
16 ビットや 32 ビットの画像の最小値と最大値を 0 から 255 の範囲に線形に割
り当てることで 8 ビット画像に変換する。ここで使われる画像の最小値と最大
値は、[Image > Show Info] で表示されるリストにある「Display range」（表
示レンジ）の 2 つの値に相当する[訳注23]。スタックに対してこの変換が行われた

ときには、目下モニターに表示されているスライス（ないしフレーム）の最小値・最大値を使って、そのスタックのすべての画像が 8 ビットに規格化される。こうした画像や画像スタックに対する規格化処理は、[Edit > Options > Conversions] で開く設定ウィンドウで、「Scale When Converting」のチェックを外すことで切ることができる^{訳注 24}。

こうした画像のビット深度の変換のほかに、画素の表示や画素の値そのものを変更するような輝度の割り当て法もある（図 3.5）。Fiji では [Image > Adjust > Brightness/Contrast] で試すことができる（ショートカットキーはシフト＋c）。この Brightness/Contrast で行われた調整は、画像の表示、つまり見た目が変わるだけである（図 3.5 の中央の列にある、入力と出力の関係を示した線プロットを見よ）。このコントラスト・輝度調整の前であっても後であっても、分析結果は同一の結果となる。この見た目の変更を実際の画素の値の変更として反映させるには、「Apply」のボタンをクリックする。こうして見た目だけではなく、画素の値を変更した後では、分析結果は変更前とは異なることになる。わたしたちは通常、画像データのもともとの画素値を使って解析するその補助として見た目を変えるだけである。「Apply」をクリックすると、そのことで画素値自体、つまりデータが変わってしまうことをよく承知のうえで、「Apply」をクリックする必要がある。

単純な変換の 1 つに画像の反転がある（[Edit > Invert] を使う）。この変換により、入力画像の 0 の画素値は出力画像では 255 になり、255 は 0 になる。注意したほうがいいのは、画像がどのように表示されるかはルックアップテーブル（LUT）が決めており、画像の反転と同様の効果を LUT を反転させることで、画像自体の変換なしに行うことができるということである^{訳注 25}。次に、同じように基本的な変換の 1 つとして画像の輝度を画素値の最小値と最大値に割り当てる変換を見てみよう。「Set」ボタンをクリックすることで最小値と最大値を手動で入力することができる。あるいは、「Auto」ボタンをクリックすると、最大値、最小値のそれぞれ内側にある 2 つの値が自動的に検出され、若干の輝度の飽和があるように表示が変更できる^{訳注 26}（図 3.5 の 5 番目の図「画素値の最小値・最大値に正規化」を見よ。最小値・最大値がそれぞれ 9 と 129 になっているのがわかる）。線の傾きがどのように変わったか、ということに注意しよう。この「Auto」ボタンの機能に類する処理は、「**濃淡伸展**（contrast stretching）」と呼ばれている。こうすると、129 よりも大きな値をもつ画素は、その値の大きさによらず、すべて白（255）として表示される。反対に、9 よりも小さな値の画素はすべて黒（0）として表示される。これは、クリッピング（**刈り取り**）、トリミング（**刈り込み**）、サチュレーション（**飽和**）などとして知られる。気をつけなくてはいけないことは、刈り取った領域の詳細はすべて失われることであ

訳注 24：規格化を行わない設定にした場合は、例えば 16 ビットの画像を 8 ビットに変換すると、輝度が 255 よりも大きい値を持つ画素の輝度はすべて 255 に変換される。255 以下の輝度は変換後もそのままの値である。クリッピングと呼ばれる。後述参照。

訳注 25：[Image > Lookup tables > Invert LUT] のコマンドがこれに相当する。

訳注 26：輝度の飽和は、輝度の比較、あるいは定量を行うのであれば絶対に避けたい状況である。とはいえ、見やすいかどうか、という点だけからは、輝度が若干飽和しているほうがコントラストのよい見た目になる。

る。この操作は情報を捨てることに相当するので、注意深く行う必要がある（146
ページの濃淡調整の議論を参照せよ）。Fiji の Brightness/Contrast ツールでは、
Brightness（明度）を変えることは線を右や左に動かすことに相当し、コントラ
ストを変えることは線の傾きを変えることに相当する。

　ここまでに説明したすべての変換は線形であるが（すなわち、入力信号と出力
信号を表す線は直線であり、カーブしていない）、非線形な変換も可能である。
最も一般的な非線形の変換としてガンマ変換がある（[Process > Math >
Gamma]）。線形変換の場合、ガンマ値は 1 である（$\gamma = 1$）。ガンマ値が 1 よ
り小さいときには、画像を全体に明るくするが、画像の暗い部分を明るくする効
果のほうが、明るい部分を明るくする効果よりも強くなる。ガンマ値が 1 より
大きい場合には、この逆になる（図 3.5 の 9 番目）[訳注27]。データを発表する際には、
行ったすべての非線形変換の情報を添える必要がある。

訳注 27：『ImageJ ではじめる
生物画像解析』の p28 と p45
参照。

　輝度の変換は画像データを見やすくするうえで助けになるが、それ以上のこと
はできない。最高品質の画像データを取得することが、画像解析を成功させるう
えでは最も大切であることを忘れてはならない。

　最低限守るべき指針として、位置情報が変わるような画像変換は行わない。す
べての画像は、それが取得されたままで解析にかけるべきである。画像の任意の
拡縮、せん断や回転を行うと、画素の**再標本化**（resampling）を伴い、結果と
して新しい画像が構成されることになる。これは、もともとのデータに変更を加
えることに相当し、そうなるともはや解析の対象とすることはできない。これら
の操作は、その再現性を保つことが難しいので、単に行わないのが 1 番よい。
ただし、例外もある。データそのものに影響しないような変換である。例えば、
90 度左右に回転させたり、水平方向、あるいは垂直方向の**鏡像変換**（flipping）
は、データそのものに影響しない変換である。これらの助言に関連して付け加え
ると、解析のためにゲルをスキャンするときには、バンドやレーンが水平、ある
いは垂直になった状態でスキャンすべきである。斜めになってしまったゲル画像
をあとでソフトで補正しないようにしたほうがよい。

イメージングの情報

　ここまでイメージングのデータに関して議論をしてきたが、イメージングの情
報に関してはどうなるだろうか。画像に含まれているどのような情報を解析した
いのだろうか？　細胞の写真を撮影するのは簡単だが、有益な情報を含んでいる
細胞の画像を取得するのは難しい。

　イメージングの実験では、それがどのようなものであっても、何をイメージングしているのか、という点と、その画像がどのような特徴を代表するものなのか、という点に関して、私たちは多くの仮定をしている。例えば、2色の**蛍光抗体顕微鏡法**による**共局在実験**（colocalization experiement）を考えてみよう。その分析を行う際には、各チャネルの画像には1つの**蛍光物質**の情報のみが含まれており、そのイメージングで関心を持っているタンパク質ないし特徴を正確に反映していると仮定している。このため、顕微鏡を準備したり画像を取得する際には、片方のチャネルからもう片方のチャネルに**蛍光の漏れ**（bleed-through of fluorescence）がないように注意せねばならない。2つのチャネルは互いにどれだけよく位置が合っている（registered）だろうか（空間的に一致した場所にあるかどうか）。顕微鏡によっては各チャネルの異なる光路によって、画素の位置がずれていたり、ゆがんでいる可能性がある。標本に関してはどうだろうか。調べたいタンパク質に対して使っている抗体は特異的に結合するだろうか。二次抗体との交差反応はないだろうか。調べたいタンパク質を**蛍光標識**（fluorescence tag）したならば、その標識によってそのタンパク質の機能や局在に影響を与えていないだろうか。

　単にイメージングのデータを取得するのではなく、高品質なイメージングによる情報の取得をしている、ということを確実なものとするように、時間をかけることには意義がある。データ分析の世界にある格言。GIGO、すなわち「**クズが入ると、クズが出る**（garbage in, garbage out)」。このいい回しの意味は、低品質のデータから始めれば、どんなに優れた手法の分析であっても、出てくる結果は無意味である、ということである。もし顕微鏡の準備がしっかり行われていない、あるいは他の実験手法が最適なものではない場合、何らかの意味のある情報を得ることは不可能かもしれないのである。

画像取得条件のバランスをとること

　イメージングのすべては妥協に満ちている。理想としては、素晴らしく明るく強い信号を放っているサンプルがほしい。この理想を達成するために、まずは高密度の標識を行うのがよいだろう。しかし、蛍光タンパク質で標識した目的のタンパク質を過剰に発現させるのは避けたほうがよいので、もともと細胞内に存在する程度の発現量で画像を取得すべきだ。そこで、低頻度の標識で画像を取得することになり、励起光を強くする。そうすると今度は、蛍光褪色の速度が速くなる、という新しい問題にぶつかることになる。そこでカメラの**増幅率**（gain）を上げてみるが、そのことで雑音が増える。こうして次々に新しい問題が生じていくのである。

　イメージングには4つの望ましい条件がある。そのうちの1つの条件を改善

しようとすると、他の 3 つの条件の改善を妥協することになってしまう。

　1 高頻度の時間解像度
　2 蛍光褪色と光毒性の抑制
　3 高い空間解像度
　4 多チャンネル、多切片

　例を挙げて説明しよう。高い時間解像度でデータを得るには、より高い頻度で画像を取得する必要があるが、このことで蛍光褪色と光毒性はより強く生じる。もし超高速で画像を得たいならば、画像を**装函**（binning）して空間解像度を下げることになる[訳注 28]。イメージングに必要なのは、実験の目的にとって重要な点に注目して、複数の画像取得条件の最適化をはかることだ。これは、有益な情報を含む良質な画像を安定して取得できるようになるまで、画像取得のさまざまな条件の設定の組み合わせを試みる、ということである。

焦点とドリフトの扱い

　動画を取得するときに、細胞やその中の構造は常に焦点に位置している必要がある。Z 軸方向に徐々にずれてしまうような状況だと〔ドリフト（drift）という〕、その画像を解析するのは難しくなる。もし顕微鏡が良好に維持されており、安定した**除振台**（vibration-isolated table）に設置されているならば、Z 軸方向のドリフトは部屋の温度変化による。顕微鏡に設置するタイプの密閉した**箱型恒温室**（chamber）を使って顕微鏡を事前に一定の温度にしておき、なおかつ部屋の温度を制御下におけるならば、このゆらぎは最小限に抑えることができる。XY 軸方向のドリフトは、後から**画像位置合わせ処理**（image registration）によって補正することができるが、そうであっても生物学的に生じているサンプル内の動きよりも大きなドリフトはないほうがよい。

光毒性と光褪色

　光毒性（phototoxity）と**光褪色**（photobleaching）は、イメージングの際に使用される照明に対する反応として起きる。光褪色は、イメージングを繰り返すうちに、発せられる蛍光が弱くなる現象である。光毒性は、照明の結果として細胞が損傷を受け、最終的には死んでしまう現象である。光褪色は蛍光色素にのみ見られる現象だが、光毒性は光のさまざまな波長で引き起こされることが知られている。少々の光褪色であれば画像処理で補正することができる（[Image > Adjust > Bleach Correction] を使う）が、大きな褪色の場合には、画像取得の段階で最小化するようにすることが必要である。光毒性は細胞がストレスを受けていないか〔**細胞が泡を吹いたような突出を形成する**（ブレッブ形成 blebbing）、運動性の低下など〕、よく確認することが重要である。露光時間、

訳注 28：「binning」は、カタカナ英語の「ビニング」として日本語の専門家の間では符丁的に使用されるが、意味としては中国語の訳語が適切なので、本書では「装函（そうかん）」とする。例えば、xy 方向に 2 画素分を 1 つの画素にまとめると binning＝2（装函値＝2）となる。検出器の 4 画素分を 1 画素として装函し、画像を取得するので、単純計算では 4 倍の速さで画像を取得できる。

ないしは照明光強度を少なくして光への曝露量を最小化することがこの損傷を軽減するのに 1 番よい方法である。他の手段としては、より**量子収量**（quantum yield）の大きな蛍光色素を使うことで、一定の**励起光**（excitation light）あたりの蛍光発光量を改善することである。

蛍光色素の選択

使っている顕微鏡の内部を理解していることは必須である。どのフィルタセットが顕微鏡に取り付けられているだろうか？ **励起光**（excitation）として使える波長は何か？ **広視野顕微鏡**（widefield microscope）^{訳注 29} の典型的な構成は、各チャネルに 1 つずつ**フィルタキューブ**（filter cube）があり、これは狭い波長幅の**励起フィルタ**、**ダイクロイックミラー**、蛍光を通過させる**干渉フィルタ**（bandpass）である**吸収フィルタ**（emission filter）からなっている。**点走査型共焦点顕微鏡**（point scanning confocal microscope）では、**レーザー光**（laser line）がより精度の高い、例えば 488 nm あるいは 561 nm といった特定の波長による励起を可能にする。**放出光**（emission）である蛍光は、通常、透過波長を調整して最適化することができるフィルタを通じて集められる^{訳注 30}。励起光と放出光の集光に関するさまざまな手段を一度知れば、最も良好な画像を得るための計画を立案できる。チャネル間に**混信**（cross talk）が起きないことを目標にしよう。混信は、ある蛍光色素の蛍光が、別のチャネルに**漏れ出る**（bleed-through）ことから起きる（**図 3.6**）^{訳注 31}。使いたい 2 つの蛍光色素の励起光と放出光のスペクトルがどれだけ互いの近傍にあるのか、蛍光の励起がどのぐらいの効率で行えるのか、どれだけの蛍光を得ることができるのか、どれだけの蛍光が失われるのか、といったことは、対話式のウェブサービスで確認することができる。蛍光色素の特性に関しても、ネットで調べることができる。それぞれの蛍光色素は他のものより明るかったり、他のものより蛍光褪色が速かったりする。自分の顕微鏡の構成に適合した蛍光色素を選ぼう。目標とすべきなのは蛍光色素を励起光で最大限まで励起することである。この効率に何らかの損失があると、より強い励起光が必要だったり、より長い露光時間が必要となり、その結果、光毒性や光褪色がより顕著になる。

動作範囲（dynamic range）

定量のためには、画像取得の条件を一定にして撮影を行うことが重要である。条件を一定にするとは、すなわち、同じ倍率、**装函値**（binning）、照明、フィルタのセット、露光時間、増幅率、**ゲタ**（offset）^{訳注 32}、といったことである。画像と画像の比較は、それらの画像がまったく同じ手順で取得されたときにのみ、直接比較することができる。顕微鏡に付属している「自動（ないしオート）」機能はすべて切ってしまい、画像を取得する過程のすべてが自分の制御下にあるようにする。

訳注 29：共焦点顕微鏡が特定の面を観察するのに対し、広視野顕微鏡はサンプルの三次元的な全体を観察する。

訳注 30：**音響光学可変フィルタ**（acousto-optical tunable filter, AOTF）のこと。

訳注 31：2 つのチャネルの波長領域が重なっていると、片方のチャネルからもう片方のチャネルに光が漏れる。

訳注 32：offset は、あらかじめ一定の輝度を差し引いたり足したりすること。イメージングの分野では、オフセットとしてカタカナでそのまま使われることが多いが、ここでは「下駄を履かせる」という意味で金融分野などで使われている訳語「ゲタ」を用いた。

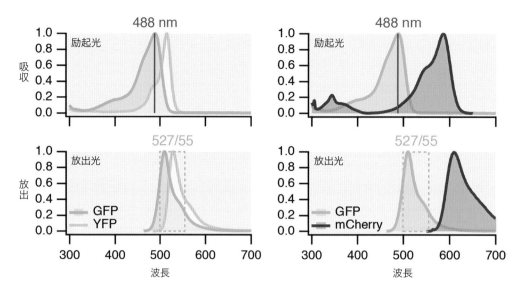

図 3.6 蛍光タンパク質の間の混信
左側に示した GFP と YFP の**蛍光スペクトル**（fluorescence spectra）は互いに重なっている部分がある。右側に示した GFP と mCherry の間ではそうでない。**重複領域**（overlap）とは、双方のスペクトルが両方ともに存在する部分の面積を指す。488 nm のレーザーによる励起は、この重複領域が存在することにより、GFP だけでなく YFP も励起する。GFP と YFP の場合放出光スペクトルにも重複領域があるので、537 nm を中心とする幅 55 nm の干渉フィルタで GFP の蛍光を集光すると、意図せずして 488 nm のレーザーで励起した YFP の蛍光も集光する結果となる。mCherry であれば、488 nm の光で励起される蛍光はきわめて微弱である。また、mCherry の放出光は 527/55 干渉フィルタを通したときにはほぼゼロになるので、混信は検出限界以下となる。

　取得条件を正しく確定するまでには、それなりの努力が必要になる。最初に、**陽性対照**（positive control）および**陰性対照**（negative control）の画像を取得し、ある取得条件で、自分の実験のサンプルがとりうる全範囲の画像を撮影することができるかどうかをチェックする（具体的には、分析対象となる中で、最も暗い蛍光量であろうと思われる細胞と、最も明るいであろうと思われる細胞の画像を取得してみる）。カメラの**全動作範囲**（full dynamic range）を使うことを目的にしよう。画像のヒストグラムを眺めてみる、あるいは**飽和画素**（saturated pixel）を表示する LUT を使って画像を表示してみよう[訳注33]。最も明るい輝度の**刈り取り**（clipping）が起きないように[訳注34]、画像取得の設定条件を設定し、自分が測定の対象したいことの詳細が見えるようにする。逆にもし画像が暗すぎるならば、測定に使っている輝度値の範囲は狭すぎることになる。

訳注 33：例えば、露光時間が長すぎると、8 ビットの画像であれば、画素の中に輝度値 255 を持つものが多く現れるようになるが、これらの輝度値は実際には 255 よりも大きいかもしれない。単に輝度値の上限 255 を超えているだけかもしれないのである。

訳注 34：すなわち、画素の最大輝度値がビット深度の上限より少ない状態で画像取得するようにする。

鉄の掟

- 標本（サンプル）

  すべての試薬や蛍光物質は丁寧にその性状が検証されているか？

  標識は最適化されているか？

  細胞は良好な状態で生きているか、あるいは固定したものであれば、良好に包埋（マウント）されているか？

- 顕微鏡

  自分の実験に合うような構成か？（正しい対物レンズ、励起波長、放出波長など）

- 画像はサチっていないか？[訳注35]　暗すぎないか？

  画像の取得条件はすべてのサンプルに関して一定にする。

  細胞は視野の中心にあるか？　解析の対象となる部分が、画像の端付近に位置しないようにする。

- 画像

  画像の生データには圧縮をかけない、かつ変換を行わないで取得する。

  すべての実験条件のそれぞれに関して、論文の図にすることができる質の画像があるか。

  結果は納得できるものか？

  GIGO（クズが入ると、クズが出る）を忘れるな。

訳注35：「サチる」とは「飽和している」ということ。

画像の処理と解析

4

　細胞生物学の画像からどのように情報を取得するのか眺めていこう。以下で登場するチュートリアルは画像解析でよく使われる手法の紹介になっている。これらの手法をそのまま自分の作業で使ってもいいし、自分の必要に応じた分析法の開発の出発点としてもよい。

画像をどうやって分析するか

　画像全体で起きていることをそのまま測定しても、有意義な情報が得られることはほとんどない。そうではなく、**選択領域**（Region of Interest, ROI）を設置して、その中で起きていることを測定する。最も簡単なやり方としては、**矩形選択領域**（Rectangular selection）を作成し、**[Analyze > Measure]**（ないしは「m」のキーを押す）を使うことで、測定ができる。これは、画像の一部分にある画素だけを測定していることになる。**図 4.1** は、選択領域を測定したときと、画像全体を測定したときの違いを示したものである。

　これを自分で試してみることで、何が起きているのかを理解することができるだろう。自前の画像をどれでもよいので開き、そこに選択領域を作成して、[Measure] を行う。次に、その選択領域を画像の中のより暗い部分に動かし、[Measure] を再び行う。「Mean」（平均値）の測定値はどうなっただろうか？[訳注1]　次の質問に対する答えを頭で想像して考えてみてほしい。「もし選択領域の位置をそのままにして、すべての画素の位置を無作為に入れ替えたらどうなるだろう？」「もし選択領域内の画素だけ、その位置を無作為に入れ替えたらどうなるだろう？」。図 4.1 に示すように、選択領域内の画素だけ、その位置を無作為に入れ替えると、測定の結果に違いは起きない。しかし、すべての画素を変更の対象にしたときには、変化が起きる。場所には意味があり、正しい選択領域を作成することは重要である（訳者付録 1：「画素の位置の無作為化」を参照せよ）。

訳注 1：測定結果に平均値（Mean）が表示されない場合は、[Analyze > Set measurements] で、「Mean」のチェックボックスが選択されているかどうかを確認するとよい。

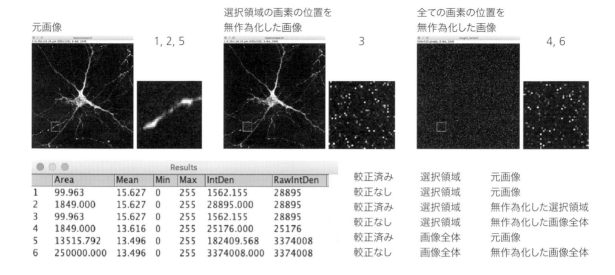

図 4.1 Measure コマンドを使って画像から情報を得る

神経細胞の共焦点顕微鏡画像を Fiji で開いたところを示している。1 つの正方形選択領域を使って 2 つのシナプスを囲み、そこを測定する（左の画像）。あるいは画像全体を分析することもできる。選択領域の中の画素だけその**位置を無作為に入れ替えた場合**（randomizing the location）の影響を確認し（中央の画像）、画像全体で画素の位置を**無作為**（randomize）にした場合（右の画像）の影響と比較してみよう（訳者付録 1：「画素の位置の無作為化」を参照）。選択領域の場所はいずれの場合も一定である。

　選択領域を複数作成して、それらを ROI Manager に登録することができる訳注2。この複数の選択領域は、同じ種類の選択領域である必要はない。長方形、自由形、あるいは他の種類の選択領域でもよい。使用する選択領域の種類は自分が解決すべき問題は何か、ということと、何をしたいか、ということに依存している。ROI Manager の [More > Multi Measure] を使うことで [Measure] コマンドをすべての選択領域に関して実行することができる。画像が複数の画像からなるスタック形式の場合には、それぞれの画像に関してすべての選択領域の測定が繰り返し行われる訳注3。ROI Manager にリストした選択領域は、まとめてファイルとして保存することができるので、後でまた同じ選択領域を使って再現性を確認することができる。

　特に設定を変更していないデフォルトの状態では、行った測定はすべて Results ウィンドウにその結果が表示される（図 4.1）。Results ウィンドウに表示される測定パラメータは、次のように自分で変更することができる。[Analyze > Set Measurements...] を使えば、Results ウィンドウに表示される**測定項目**（paramters）（列として表示される）を選ぶことができる。ここでは面積（Area）が表示されている。表示されている面積の値は、正しく標準較正が行われている

訳注2：ROI manager は、[Analyze > Tools > Roi manager] を使って立ちあげる。選択領域を画像に設置した状態で、「Add」のボタンをクリックすると、その選択領域が登録される。使い方は『ImageJ ではじめる生物画像解析』の 122、123 ページにも書いてあるので、手元にある人は参考に。

訳注3：Multi Measure では、測定が始まる前にスタックのすべての画像に関して測定を行うかどうかの設定画面が現れる。

画像ならば、物理的な単位の量である（99.963 μm²）。較正が行われていないならば、表示されている結果は選択領域内の画素数である（1,849 ＝ 43 × 43 画素の選択領域）。平均値（項目名は「Mean」。平均画素密度と呼ばれることもある）は、選択領域内の画素輝度値の総和〔**原総輝度値**（raw integrated density、項目名は RawIntDen）とも呼ばれる〕を、その選択領域内の画素の総数で割ったものである。**総輝度値**（Integrated Density、項目名は IntDen）は、面積と平均の積である[訳注4]。標準較正を行っていない画像では、原総輝度値 RawIntDen と総輝度値 IntDen は等しくなる（図 4.1 の測定 2 番目を見よ）。較正した画像の選択領域に含まれる画素数は、面積を一画素分の面積（もしわかっているならば）で割れば、あるいは RawIntDen を平均値で割れば、知ることができる。これらの値の関係性を知っていると、解析の際に役に立つ[訳注5]。[Analyze > Set Measurements...] を使えば、他の便利な測定値を Results ウィンドウに表示することもできる[訳注6]。例えば、Min と Max の値は、選択領域内の画素の輝度のうち、最小値と最大値を表示する。「Bounding Rectangles」を表示させると、選択領域の位置と大きさを他の測定値と同じファイルの中に収めることができる。

訳注 4：RawIntDen と IntDen を表示するには、[Analyze > Set Measurements...] の対話 ボックスで、「Integrated density」にチェックを入れる。

訳注 5：輝度の測定を行い、その結果の解釈をするうえで知っておいたほうがよい事項である。

訳注 6：『ImageJ ではじめる生物画像解析』の付録 2 を参照。

チュートリアル **蛍光抗体法画像で行う細胞のタンパク質定量**

定量したいタンパク質に対する抗体を使って、細胞が染色されているとする。正常な細胞（条件 A）、そのタンパク質の遺伝子をノックアウトした細胞（条件 B）と、タンパク質量を減少させると私たちが考えている実験条件（条件 C）がある。これらの条件下での一細胞あたりの蛍光強度を手動で測定してみよう。画像によって違うレベルの背景輝度があるかもしれないので、それを補正する必要がある。測定結果は、**補正全細胞蛍光強度**（corrected total cell fluorescence, CTCF）と呼ばれる値である。

1. Fiji で画像を開く。
2. 適切なツールで選択領域を設置する（ノート 1 を見よ）。
3. その選択領域を Roi Manager に登録する（「t」のキーを押す、あるいは [Edit > Selection > Add to Manager] を使う）。
4. 背景の輝度を測定するため、細胞のない領域に矩形選択領域を設置し、これも ROI Manager に登録する。
5. ROI Manager のウィンドウにあるメニューの [More > Multi Measure] を使って両方の選択領域の測定を行う。
6. ROI Manager のウィンドウにあるメニューの [More > Save] を使い、選択領域を保存する。

ノート 1：細胞全体の蛍光強度を測るため、細胞を囲むように選択領域を手動で描く。目的に応じて、細胞質の部分や細胞内小器官を囲む小さな選択領域を設置したりする。

2 番目の選択領域（背景の輝度）の測定値を、1 番目の選択領域の測定値から引き算して、全細胞蛍光強度の測定値とする（図 4.2）。これが手動による簡単な測定例で、多数の画像のそれぞれの画像内にあるすべての細胞に関して繰り返し測定を行い、そのすべての値の平均値を、その実験条件下でのタンパク質量の測定結果とする。手動による測定であるため、それぞれのファイルの実験条件を隠して測定する必要がある（第 6 章のチュートリアル「手動画像解析のためのファイルのブラインディング（目隠し）」を参照せよ）。

このチュートリアルはこうした種類の実験で行われる一般的な手法の用例であるが、画像の枚数が多数の場合には、こうした手動による手法は大変な労力を必要とするし、いうまでもなく間違いが起きやすい。選択領域を自動的に設置できれば、この作業の速度は飛躍的に向上する。

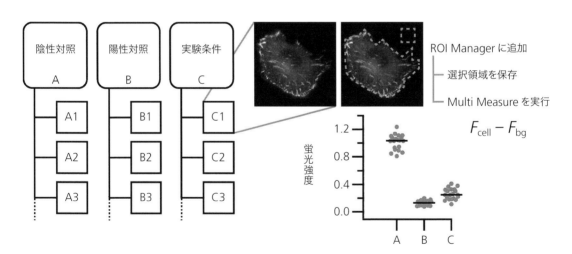

図 4.2　細胞のタンパク質量の手動解析
本文中に説明のある実験の解析では、手動で選択領域を設置し、それらを保存し、測定を行う。細胞の蛍光量は、図に落とす前に「背景輝度の引き算」が行われている。

分節化

　分節化（Segmentation）は、解析のために画像を複数の節（領域）に分割する処理である。それは手動でも自動でも行うことができる。手作業での選択領域

の設置を、自動的な画像の分節化に置き換える作業が、画像解析の自動化の最初の一歩であることはとても多い。

　最も単純な分節化は、**閾値処理**（thresholding）によって、画像の中の解析すべき**対象物**（object）を確定することである。閾値処理を使えば、ある範囲の輝度をもつ画素を選択し、この選択に応じた**二値画像**（binary image）を作ることができる。二値画像の画素は 8 ビットや 16 ビットなどの階調をもたず、真か偽かの 2 つの状態のみをもつことになる（通常、画素値を 0 か 255 として符号化し、他の値をもたないようにする^{訳注7}）。蛍光顕微鏡法の画像では、明るい画素の領域を確定してそこを真とし、他のすべての画素を偽とする。特定の輝度よりも高い値を持つ画素を選択するには、[Image > Adjust > Threshold] が使える。スライダーを使って上下 2 つの輝度値で選択範囲を決め、「Apply」のボタンをクリックすることで、その範囲のマスク^{訳注8} を作ることができる。

　二値化は Fiji にあるいくつかのアルゴリズムを使って自動的に行うことができ、例えば Huang や Otsu がある。こうしたアルゴリズムによる処理が好ましいのは、再現性があるので、その手順をスクリプトとして書くことができるからである。のちにディレクトリの中に保存されたファイルをすべて自動的に二値化する方法を紹介する（第 6 章参照）。ただし、使用する自動の閾値処理アルゴリズムの選定は簡単ではない。Fiji には、使用可能なすべてのアルゴリズムによる処理結果を出力する機能があるので、選定するためのよい出発点になる。[Image > Adjust > Auto Threshold] を選び、「Try All」を選択する。

　二値画像を作成したあと、それはどのように使えるのだろうか。二値画像は、そのままの状態で対象物の数を数えたり、その大きさを測ったりすることができる。また別の使い方として、このマスク画像にある複数の対象物領域を利用して、元の画像のそれぞれの領域のさまざまな特徴を解析することも可能である。

　連結成分解析（connected component analysis, CCA）によって、真である画素が複数集まった領域をグループとして扱い、1 つの**対象物**とすることができる。Fiji では [Analyze Particles] に連結成分解析の機能があり、対象物を確定して、その数を数えたり、測定したりすることができる。小さすぎる、あるいは大きすぎる対象物は、**対話ボックス**（dialog box）で設定して、対象物から除外することができる。これはとても便利な機能で、というのも、対象物が 1 ないし 2 画素の連結成分であったときには、それを対象物に含めたくはないだろうからである。ほかによくある問題としては、連結成分解析は、2 つの対象物であるべきところを 1 つの対象物として扱ってしまうケースである。こうした場合、[Analyze Particle] を行う前に**分水嶺処理**（watershed routine）を行って、

訳注 7：ImageJ の場合、白と黒を割り当てる都合上、0 と 255 で符号化しているが、一般的には 0 と 1 の値を使う。

訳注 8：二値画像はマスクと呼ばれることもあり、マスクと呼んだ場合には、「対象物の領域」という意味をもつ。選択領域（ROI）のより伝統的な形式がマスクである。

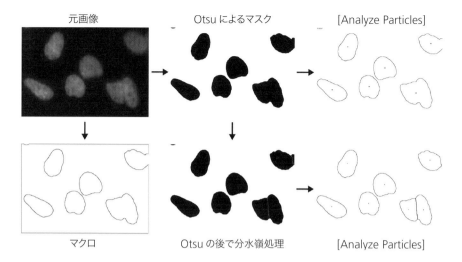

元画像 | Otsu によるマスク | [Analyze Particles]

マクロ | Otsu の後で分水嶺処理 | [Analyze Particles]

図 4.3 核の分節化

元の蛍光顕微鏡画像には、DAPI で染色されたいくつかの核がある。これを Otsu アルゴリズムで二値化し、二値化マスクを生成する。[Analyze Particles] が、互いに接している 2 つの核の場合、うまく区別できず、1 つの核として認識されてしまっている。マスクを生成したあとで分水嶺処理を行うことにより、これらの接している核を 2 つの核として識別することができるようになる。これらの処理のコードを作成してを走らせることで、核のへりを自動的に分節化することができる（訳者付録 2：「核の分節化」を参照）。

それを 2 つの対象物に分割するのが 1 つの方法である（**図 4.3** を見よ）。

　[Analyze Particles] の対話ボックスで、「Display Results」と「Summarize」をチェックすると、個々の対象物の分析結果と、すべての結果のまとめを出力させることができる。結果（Result）とまとめ（Summary）の表の列には、[Set Measurements...] の対話ボックスであらかじめ選んだものが表示される。デフォルトの設定では、マスク画像そのものが測定対象となる。これは便利ではあるが、平均画素密度（Mean Pixel Density）などの値は対象物の大きさを反映するだけで、元の画像データの輝度とは関係がない。このため、[Set Measurements...] の対話ボックスにある「Redirect」[訳注9] のドロップダウンメニューを使って、元の画像の輝度などを解析することが可能である。別の方法としては、対象物を選択領域として ROI Manager に登録し、これを使って元画像を測定することができる[訳注10]。

　自動的な二値化と、[Analyze Particles] を組み合わせて測定をすることで、1 つのフォルダに入っている多数の画像のそれぞれに含まれている多くの対象物からデータを集めることができる。対象物を正確に分節化できるならば、上の例

訳注 9：Redirct は「転送」を意味する。

訳注 10：[Edit > Selection > Create Selection] を使ってマスク画像から選択領域を自動生成し、次に [Edit > Selection > Add to manager] を実行することで ROI Manager に登録することができる。

として紹介した手作業での測定は、自動化することが可能である。

他の分節化手法

　二値化とそのあとのマスクの操作の過程は、より洗練された画像の分節化の手法に発展させることができる。分水嶺処理に加え、**膨張処理**（dilate）あるいは**侵食処理**（erode）によって、マスクを大きくしたり小さくしたりすることができる。例えば、次のマクロを使えば、核のマスクを操作して、核膜を抜き出すことができる（図 4.3 を見よ）。

```
1  setAutoThreshold("Otsu");
2  setOption("BlackBackground", false);
3  run("Convert to Mask");
4  run("Open");
5  run("Close-");
6  run("Outline");
7  run("Dilate");
```

　この節で紹介したさまざまな手法は、ほんのとっかかりにすぎない。他にも、より高度な画像の分析手法があり、例えば**局所二値化法**（local thresholding[訳注11]）や、**k 平均クラスター分析法**（k-means clustering）[原注1]などによる対象物の識別法がある。さらに、分節化の前処置の工夫や、マスクを使ってもともとの画像の特定の領域を解析する、などの操作によって、解析の幅をさらに広げることができる。分節化をどう行うか、という点は画像解析でおそらく最も難しい課題である。どのような**解析プログラム**（routine）が開発されるかは、扱っている画像データの特質と、課題となっている科学的な問いによって決まるだろう。

画像フィルタ

　第 3 章ですでに触れたように、画像とは単なる数字の行列である。これは、画像を行列計算で操作することができる、ということをも意味している。簡単な例を挙げると、画像を 90 度回転させる転置、あるいは一定の値を引くことで画像の輝度を全体で下げる処理などになる。行列の**畳み込み演算**（convolution）を行うと、洗練された手法で画像を**空間フィルタ処理**（spatial filtering）することが可能であり、関心を持っている特徴を検出するのに役に立つ。例としては、**平滑処理**（smoothening）や**ぼかし処理**（blurring）によって雑音を除去し分節化の結果を改善する、などがある。こうしたフィルタ処理は、メニューの[Process > Filters] 以下にあるさまざまな項目で使うことができる。このうち[Convolve] を使うと、任意のフィルタを自分で設計して、画像に畳み込み演算

訳注 11：局所二値化法は、適応的閾値処理（adaptive thresholding）ともいう。

原注 1：k 平均クラスター分析法は、n 個の観測データがあったときにそれを k 個の**塊**（cluster）に分ける数理的手法である。これを画像に適用し、似たような値をもつ画素群（観測）を、固有の対象物（塊）として識別する。

を行うことができる（下にいくつか例を示そう）。

　行列の畳み込みは、元の画像 $f(x,y)$ から**カーネル**（kernel ω）と呼ばれる係数行列（coeffecient matrix）を使って、フィルタ処理画像 $g(x,y)$ を新たに作る操作である。カーネルは通常、画像よりもはるかに小さく、3×3ないし5×5画素の大きさである。数学的にはこの操作は $f(x,y) * \omega = g(x,y)$ と表記される。

　以下のカーネル（3×3の行列）を処理に使うと、処理された画像は元の画像と同じ画像になる。

1	0	0	0
2	0	1	0
3	0	0	0

　一方、すべての数が一定である係数行列は平均フィルタの効果をもち、平滑化処理としても知られる。下に示したのは、すべての係数が1である3×3のカーネルである。

1	1	1	1
2	1	1	1
3	1	1	1

　画像の中にある各画素への具体的な演算としては、その画素と周りの3×3にある9つの画素の値に対して、対応する位置にあるカーネルの係数と積算が行われる。これらの積の総和が、さらにその係数行列の大きさで割られる（**図4.4**に具体的に示した）。これは、**箱フィルタ処理**（box filtering）と呼ばれることもある。画像を開いて、[Convolve]をメニューで選択し、対話ボックスで「Preview」をチェックした状態で、係数をさまざまに置き換えたときの画像の変化を見てみるとよい。フィルタの大きさが5×5や9×9で、係数が1だけから構成される行列に変更するとどうなるだろうか？

　図4.5に、画像フィルタのさまざまな用法を示した。二次元のガウス関数を近似したカーネル（ガウスぼかし処理）を使うと、畳み込み演算を行うことにより、ぼかし効果がみられる。カーネルの中心部の値が大きく、周辺部に向かって値が放射対称に減衰していることに注意しよう（図4.5）。平滑処理とぼかし処

元画像　　　　　　　　　　カーネル　　　　　　　　　結果

71	79	86	68	53
80	84	84	60	49
87	91	72	57	51
75	83	68	55	51
62	68	62	54	52

*

1	1	1
1	1	1
1	1	1

=

74	78	75	67	56
78	82	76	64	53
78	80	73	61	51
73	74	68	58	51
64	64	61	55	51

画素ごとの処理

71	79	86	68	53
80	84	84	60	49
87	(91)	72	57	51
75	83	68	55	51
62	68	62	54	52

1	1	1
1	1	1
1	1	1

74	78	75	67	56
78	82	76	64	53
78	80	73	61	51
73	74	68	58	51
64	64	61	55	51

図 4.4　画像の畳み込みがどうやってなされるか

1 枚の画像に、係数が均一な 3×3 のカーネルで畳み込み演算をする。結果となるのは平滑化された画像である。畳み込み演算は画素ごとになされる。出力先となる画像のある画素の新しい値は、元の画像で同じ位置にある画素と、その周りのカーネルの大きさに相当する画素群を使って算出される。まず、これらの画素群のそれぞれの値は、対応する位置にあるカーネルの値と掛け算が行われる。次にこれらの積の総和がさらにカーネルの値の総和で割られる。この図の例では、丸印で示した位置の画素は 80 になる。この計算の詳細は（80 + 84 + 84 + 87 + 91 + 72 + 75 + 83 + 68)/9 = 80.4 であるが、整数値の 80 が新しい画素値となる。

理は画像の雑音を減らすことに向いている手法で、特に分節化の前処理に適している。

　画像を鮮鋭化し、へりの部分（濃淡が強い領域）を強調するには、中心にある正の値を負の値で取り囲んだ簡単なカーネルが使われる（図 4.5 の鮮鋭化処理）。ただし、鮮鋭化とへりの検出を行うのには、この方法だけではなく他のカーネルや手法もあることを記しておく。さて、上のカーネルを改変して、特定の方向のへりだけを強調するようにするにはどうしたらいいだろうか？　「Preview」をオンにした状態で、カーネルの数字のさまざまな組み合わせを試してみよう。

　ここまでに説明したフィルタは線形フィルタである。他に、非線形のフィルタもあり、実のところ、輝度閾値による二値化処理もその一種である。**メディアンフィルタ**（Median Filter）訳注 12（[Process > Filters > Median]）は、平均値フィルタとほぼ同じように雑音を低減する非線形フィルタであるが、突出したスパイ

訳注 12：メディアンとはつまり「中央値」を指す。

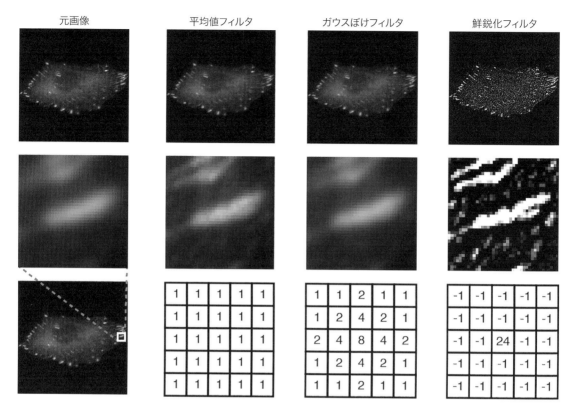

図 4.5 よく使われる画像フィルタ手法の例
1 枚の画像を元に 3 種類の処理を行った。**平均値処理**（Mean）、**ガウスぼかし処理**
（Gaussian blur）、**鮮鋭化処理**（Sharpen）である。それぞれの畳み込み演算で使われるカーネルを示した。詳細は本文を参考にしてほしい。この画像は、哺乳動物の**焦点接着**（Focal Adhesion）である。2 段目にある拡大した領域では、フィルタ処理の効果をよりくっきり見てとることができる。3 段目の左端は、拡大した領域を示しており、続く 3 つの画像はフィルタ処理に使ったカーネルを示した。

ク状の輝度を持つ雑音に対して、より良好な除去効果をもたらす。このような雑音は、「ごま塩」（salt and ppepper）と呼ばれることもあり[訳注13]、明るい画素として画像のあちらこちらに（数は少ないが）生じる。メディアンフィルタで処理すると、中央値（メディアン）は外れ値を無視するので、これらの雑音は消えるが、平均値フィルタの場合はぼけた点として残る（**図 4.6**）。

ゲル濃度測定法

　画像解析は、顕微鏡画像だけのためのものではない。**ゲル濃度測定法**（gel densitometry）を用いると、ウェスタンブロッティングのような実験の結果を数値化できるようになる。この手法では、ゲルのバンドの濃度を測定するが、そ

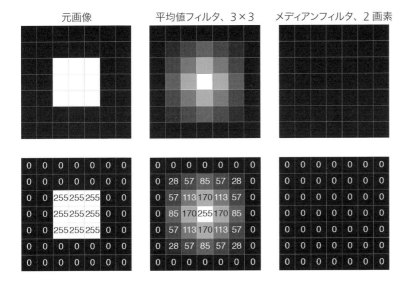

図 4.6　メディアンフィルタはスパイク状の雑音を画像から除去する
メディアンフィルタは、画像から雑音を除去するための非線形フィルタである。左は明る
い白い点の画像で、背景は黒である。3×3の平均値フィルタでこれを処理すると、点は
ぼけるだけであるが、メディアンフィルタ（幅＝2 画素）で処理すると、点は完全に除去
される。図の上は画像であり、下は同じ画像に画素の値を書き込んだものである。

れはあくまでも**準定量的**（semiquantitative）[訳注 14]であることに留意しよう。ウェ
スタンブロッティングでは、細胞溶解物などのサンプルの中のタンパク質を、そ
の大きさによってゲル内で分離した後、それをメンブレンに転写する。このメン
ブレンに存在する目的のタンパク質を、その抗体と反応させる。この抗体が直接
的、あるいは**化学発光**（chemiluminescence）などによる増幅法によって間接
的に検出され、カメラでフィルム上に画像として記録される。このフィルムをス
キャンして、その画像を濃度測定法によって解析する。この手法を改変したさま
ざまな手法が「定量的」として紹介されることもあるが、結局のところ、ウェス
タンブロッティングはあくまでも「準定量的」手法である。タンパク質量の相対
的な変化はゲル上で検出することができるので、それは確かに測定ではあるもの
の、絶対量の測定は非常に難しい。この理由を以下に挙げる。

● 検出手法によって、感度、線形度、検出範囲はさまざまである。化学発光に
　よる増幅とフィルムの使用は、その 2 つを一緒に行うと、動作範囲が狭くな
　り、タンパク質濃度が高いときに特に顕著に狭くなる。
● ゲルごとに変動がある。
● メンブレンへの転写は、場所によって不均一になることがある。
● 標準試料が毎回流されるわけではないので、いつも測定できるとは限らない。

訳注 14：原文の semiquanti-
tative という単語の和訳として、
特にゲルの定量では「半定量」
とされていることを見かけるが、
意味するところは「半分」では
なく完全ではないということな
ので、ここでは「準定量」とする。

● タンパク質をゲルに添加（ロード）する際に均一に行うのが難しい。

　こうしたいくつもの欠点があるのにもかかわらず、ウェスタンブロットを数値化しようとする、そのことに本当に意味があるのだろうか？　この問いに答えるとすれば、その意味は、結果に再現性があることを示すことにある（複数の実験で毎回確かめることができる、ということ）。論文には紙面に限りがあるので、実験のブロットの全部を図として見せるわけにはいかない。1番いい解決法は結果を数値化することであり、結果をプロットに集約し、実際に図として見せるのは一つの実験だけにすることである。

チュートリアル ## ゲルのバンドの測定

　ゲルやフィルムをスキャンする際には、透過モードかつ高解像度（600 dpi 以上）で行い、TIFF ファイルとして保存して、Fiji で開く[訳注15]。
　手動の方法で、バンドの濃度を解析する（**図4.7A**）。

1. 目的のバンドを囲むように矩形選択領域を設置する。この領域はそのバンドのすべてを含むようにし、隣のレーンにはみ出さないようにする。この選択領域をそのまますべてのレーンに移動させ、測定するバンドをその領域サイズでどれをも囲むことができるかどうかを確認する。必要に応じてサイズを調整する。
2. 選択領域をバンドを囲む位置におき、その位置で ROI Manager に登録する。
3. 選択領域をバンドの上、あるいは下の背景部分において、その位置で ROI Manager に登録する。2と3をすべてのバンドに関して繰り返す。
4. 明るい背景に暗いバンドが存在する画像ならば、画像を反転させてバンドが背景よりも高い輝度値を示すようにする。
5. ROI Manager で登録されたすべての選択領域を選んで[訳注16]、「Measure」のボタンをクリックする（その前に、[Set Measurements...] で「Mean」（平均値）が選択されていることをもう一度確認しよう）。
6. Results のウィンドウに表示された結果と、ROI Manager の選択領域を保存する。
7. 結果を R で開き、それぞれのバンドの輝度値からそれぞれの背景輝度値を引く。
8. 以上をすべてのブロットで繰り返し、結果をプロットする。

　あるいは、次に示すように、ImageJ に実装されている手法で、バンドの濃度を測定する（**図4.7B**）[訳注17]。

訳注15：電気泳動のゲルのサンプル画像は Flji のメニュー [File > Open samples > Gel] で開くことができるので、これを使って実際に試してみるとよい。訳者付録3：「ゲルのバンドの測定」により詳しいチュートリアルとして解説を加えた。

訳注16：shift を押しながらクリックして選択する。

訳注17：訳者はこちらの方法を推奨する。背景の輝度の推定方法を比較したときに、輝度プロファイルを使って背景輝度を推定するほうが、目測や選択領域の設置の際の誤差が少ないからである。なお、ImageJ の先代である NIHImage はもともとゲルの濃度測定を目的として30年前に開発が始められた。長い時間を経て練りあげられた信頼できるプロトコールがこちらである。訳者付録3：「ゲルのバンドの測定」は、こちらの方法である。

1. 目的のバンドの周りに、縦長の矩形選択領域を作成する。幅はそのバンドをすべて含むようにし、高さはバンドの 2 倍程度とする。必要に応じて微調整をする。「1」のキーを押す。

2. 選択領域を次のバンドに移動させ、「2」のキーを押す。

3. 同様の操作をすべてのバンドに関して行い、そのたびに「2」のキーを押す。ImageJ が各バンドに順番に数字でラベルつけをする。

4. この方法の場合、明るい背景に暗いバンドが存在する場合であるかどうか、あるいはその逆であるかどうかは気にしなくてよい。

5. すべてのバンドをラベル付けできたら、「3」を押す。新しいウィンドウが現れ、各バンドの垂直方向の**輝度プロファイル**（intensity profile）が表示される[訳注 18]。

6. 各バンドに関して、線描画ツールを使って、図に示したように輝度プロファイルの背景部分を区切るように水平な線を描く。

7. **自動領域選択ツール**（Magic Wand Tool）を使って、バンドの輝度プロファイル内をクリックする。同様の操作をすべてのバンドに関して実行する[訳注 19]。

8. 結果に表示されるのは面積であり、これを保存し、プロットの作成のために R で開く。

9. 同様の操作をすべての実験に関して繰り返す。比較可能な測定値を出すためには、すべてのゲルを同一の設定でスキャンする必要があることに注意する。

訳注 18：輝度プロファイルのプロットでは、横軸が選択領域の上端からの距離、縦軸がそれぞれの位置における水平方向の平均輝度である。訳者付録参照。

訳注 19：輝度プロファイルの積算値から背景分を差し引いた値になり、バンドの輝度の総和に相当する値である。

　この手法の拡張版として、**内部標準**（ローディング・コントロール、loading control）を測定し、注目しているバンドの輝度を内部標準の輝度値で正規化する手法がある。内部標準とは、定常的に一定量発現しているタンパク質（ハウスキーピングの遺伝子産物ともいう）のことである。問題は、よく使われる多くの内部標準の発現量はじつのところそれ自体が変動するので、目的とするタンパク質と同様、定量に課題が残ることである。

動画の解析

　動画とはスタックの中にある連続画像のことである。これまでに紹介してきた原則はスタックの中の連続した各フレーム（frame）に関しても適用できる。単純なケースでは、1 つ、ないし複数の場所の静的な[訳注 20] 選択領域を Roi Manager に登録し、[More... > Multi Measure] を使って、おのおのの選択領域における蛍光量の時間的変化を追うことができる。各フレームでの測定結果は、Results ウィンドウに 1 行ずつ書き込まれ、列はおのおのの選択領域での測

訳注 20：静的とは、位置や大きさが変わらないということ。

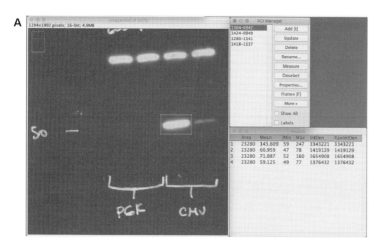

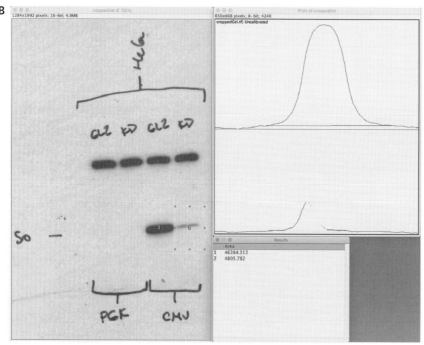

図 4.7　ゲルの濃度測定法

Fiji では 2 つの方法でバンドの測定を行うことができる。**（A）** 手動による方法。ブロット
の画像はまず白黒を反転させ、バンドとそれに対応する背景の選択領域を測定する。**（B）**
ImageJ の方法。各バンドに関して垂直方向の輝度プロファイルをショートカットキーを
使って作成し、そのプロファイルの曲線が占める面積を測る。

定となる。こうしてまとめられた表を使って、蛍光量の時間的変化をプロットで
きるが、他のパラメータ、例えば大きさなどの測定は、この方法で行うのは難し

い。

　こうした静的な選択領域を使った測定を問題なく適用できるのは、動画の経過時間が短い、フレームレート（frame rate）が大きい、あるいは注目している現象があまり速くない、といった場合である。しかし、もし動画が長時間、あるいは速い現象であるといったときには、静的な選択領域で測定を行うと失敗する。こうしたときには、選択領域を動的に設定する必要があり、自動化した手法はこうした状況で威力を発揮する。

　こうした自動化の際にも、二値化アルゴリズムを使って、解析のために動画を分節化することができる。これで多くの場合はうまくいく。例えば、動画の中に対象物が 1 つしかない場合や、複数の対象物であっても 1 つの対象物とみなせる場合などである。このような場合でないときには、粒子追跡法によって、複数の対象物を一つのフレームから次のフレームへと関連付けを行い、個々の対象物を経時的に追跡する必要がある。

チュートリアル **細胞内の小胞を数える**

すでに紹介した二値化と [Analyze Particles] を使った手法は、対象物の数の時間的変化の測定に使うことができる^{訳注21}。

1. Fiji で画像スタックを開き、画像に二値化アルゴリズムを適用して二値化し、小胞を分節化する。
2. [Analyze > Analyze Particles...] を選ぶ。
3. 粒子の除外条件を設定する。例えば、最小サイズとして 9 画素など。
4. 「Display Results」、「Clear Results」と「Summarize」をチェックして、「OK」のボタンをクリックする。

　「Summary」（まとめ）のウィンドウに、各フレームにいくつの粒子が検出されたかがリストされる。「Count」の列が 1 フレームあたりの粒子数を示している。Results ウィンドウには、1 粒子ごとの測定結果が示される。この Results ウィンドウに表示される測定項目は、[Set Measurements...] でチェックを入れた項目に従っている。これらのデータから、1 フレームあたりの小胞の面積の総和や、時系列を通じた小胞の大きさの平均値など、有用な統計値を計算することができる。

訳注 21：訳者付録 4 の「チュートリアルの補足事項」に、サンプル画像へのアクセスと、ステップ 1 から 3 までの解説を行った。

粒子追跡法

　粒子追跡法（particle tracking）とは、一般的な意味で「粒子」とみなされる個々の対象物の**検出**（detection）と**追跡**（通常は経時的に）を行う手法である。粒子としては大きいもの（例：細胞や核）、小さいもの（例：細胞内小器官）、あるいは**解像度以下**（subresolution）の蛍光輝点（例：顕微鏡の解像度よりも小さな細胞内小胞）などがある。

　粒子を検出し追跡するプログラム（routines）は、その多くがすでに開発されており、さらにこれからも多くが入手可能になっていくだろう。これらの中には、二次元でのみ追跡が可能なものや、二次元、三次元の双方で追跡が可能なものもある。その性能は、追跡対象である粒子の性状によって異なる[10]。したがって、自分のデータでどのプログラムが最もよく粒子追跡を行えるか、比較検討することに時間をかけるとよいだろう。これらのプログラムのうち、おもなものを挙げると次のようになる。

ソフト	説明	参考文献
Fiji のプラグイン	TrackMate、Manual Tracking、MTrack2、ToAST	—
ComDet	粒子検出と共局在解析のための ImageJ プラグイン	van Riel et al.[11]
u-Track	検出と追跡のための MATLAB のソフト	Applegate et al.[12]
cmeAnalysis	クラスリン被覆ピットの胴体を解析するために u-Track を改造した MATLAB のソフト	Aguet et al.[13]
KiT	動原体を追跡するための u-Track を改造した MATLAB のソフト	Olziersky et al.[14]
CellTracker	細胞運動を検出するための ImageJ プラグイン	Shen et al.[15]
CellProfiler	画像解析のためのマルチプラットフォームソフト	Carpenter et al.[16]
Icy	点と細胞の追跡機能をもつ画像解析パッケージ	Chaumont et al.[17]
ImarisTrack	Bitplane 社の商用ソフト Imaris の追加パッケージ	—

　これらのプログラムは、いずれも 2 つのステップにより解析を行う。1 番目は、各フレームに存在する粒子を背景から信頼性良く検出するステップである。これは、ガウス分布を使った手法と、画像に前処理を施すことを組み合わせて行われる場合が多い[訳注 22]。2 番目は、時間軸に沿って粒子を**関連付け**（link）、その動きを追跡できるようにするステップである。これを行うためには、あるフレームに存在するすべての粒子を、次のフレームにある粒子のいずれかに関連付ける必要があるのだが、消失してしまったり、新しく登場したりする粒子が存在する可能性もあるので[訳注 23]、こうしたケースも勘案して関連付けのアルゴリズムを練る必要がある。したがって、粒子同士のあらゆる関連付けに、それぞれに「費用」

訳注 22：輝点の検出によく使われるのは Laplacian of Gaussian（LoG）フィルタや Difference of Gaussian（DoG）フィルタである

訳注 23：焦点面の体積に粒子が入ったり出たりすること。

を適用する。この「費用」として最もわかりやすいのは距離であり、次のフレームに存在する最も近傍の粒子が、同じ粒子である可能性が 1 番高い、とする。もちろん他にも、形や輝度を費用として考えることもできる。最も費用を少なくできる粒子同士の関連付けが最も可能性が高い組み合わせであるとみなし、すべての関連付けの費用の総和が最小になるように粒子の軌跡を構成する。

Fiji には追跡を行うためのプラグインがいくつか同梱されているので、ここではそのうち、手動と自動の 2 種類の追跡ツールを使ってみよう。

チュートリアル **手動粒子追跡（Manual Particle Tracking）**[訳注 24]

訳注 24：サンプル画像については訳者付録 4：「チュートリアルの補足事項」を参照。

Fiji のプラグイン [Manual Tracking]（手動粒子追跡）は、比較的少ないフレーム数の動画にある少数の対象物であれば、うまく使うことができる。例えば、移動運動する細胞の核を手動で追跡するのにとてもよい。

1. 画像スタックを Fiji で開く（ノート 1 を見よ）。
2. [Plugins > Tracking > Manual Tracking] をメニューから選ぶ。
3. 画像の尺度（scale）が正しいことを確認する。
4. 補正のない状態で手動追跡を行う場合は、「Centering Correction」のチェックが外れている状態にする[訳注 25]。
5. 最初の軌跡を追加するため、「Add Track」をクリックする。
6. 画像中の追跡しようとしている核をクリックする。次のフレームでも同じことを繰り返す。
7. 動画の最後にまで至ると、その軌跡は終了になる。あるいは、「End Track」をクリックする。
8. 新しい軌跡を追加し、すべての対象物を追跡し終えるまで繰り返す。

訳注 25：「Centering Correction」のチェックを入れると、クリックした位置の近傍の最も明るい点、ないしは暗い点に自動的に位置を補正する。正確に輝点の中心をクリックするのはなかなか難しいので、この補助機能が搭載されている。

ノート 1：対象物の動きが遅すぎる、動画のフレームレートが大きすぎる、より間欠的な追跡を行いたい、といったときには、追跡に使うフレームを [Image > Stack > Tools > Reduce] で減らすことができる。なお、こうしてフレームを減らした後には、対話ボックスで時間尺度（time scaling）をしっかり確認することを忘れないようにしよう。

以上の操作（1〜8）を終えると、プラグインの描画機能で軌跡を可視化したり、あるいは Results ウィンドウにある結果を csv ファイルとして保存したりすることができる。このファイルは R で開いて、さらなる解析を行うことができる。手動追跡の利点は、人間は対象物を追跡する能力がとても高いという点にある

が、追跡すべき対象物の数が多かったり、動画が長大といった場合には、自動的な手法を使うほうがよい。

チュートリアル **自動粒子追跡**[訳注 26]

訳注 26：サンプル画像については訳者付録 4：「チュートリアルの補足事項」を参照。

TrackMate は、Fiji に同梱されている**自動単粒子追跡ツール**（automated single particle tracker）である[18]。このツールでは、粒子追跡に関わるさまざまなパラメータを、ユーザーが対話的な操作を通じて設定するように設計されている。Fiji で画像スタックを開き、[Plugins > Tracking > TrackMate] をメニューから選ぶ。開いたウィンドウでは、「prev」と「next」のボタンを操作しながら対話的に設定を進める。デフォルトの状態では、TrackMate は**ガウシアン・ラプラシアン処理**（Laplacian of Gaussian、LoG）[原注 2] で、各画像の粒子を検出する（他の処理で検出することもできる）。対象物の検出を成功させるためには円形に近似したときの対象物の大きさの推定値と、ころあいのよい背景輝度分のゲタを設定値として入力することが、重要である。スタックの最初の方の画像と、最後の方の画像に移動してみて、それぞれの時点で TrackMate が検出する対象物を確認しておくとよい。

原注 2：ガウシアン・ラプラシアン処理は、二段階の処理により、画像の中の点状の対象物を検出する。まずガウシアンフィルタを画像に適用し、その次にラプラシアンフィルタによって濃淡のある部分を画像の中から検出する。

次の重要な段階は、TrackMate がどのように粒子同士を関連付けて軌跡を作るのかを決定するステップである。粒子同士の関連付けを、時間、空間の双方でどこまで延長するのか決める**間隙閉鎖パラメータ**（gap closing paratmeter）を、ユーザーが指定することができる。これらのパラメータはできるだけ小さく保つほうがよく、そのことで間違った粒子同士の関連付けを抑制することができる。最終的な設定値は経験的に決定する必要があり、解析したいデータの性状に依存して決まる。軌跡の数値データは、取り出して R で解析することができるが、TrackMate にも、軌跡の数値データを可視化する洗練された機能が搭載されている。

キモグラフ

細胞生物学では、**キモグラフ**（kymograph）[訳注 27] は、任意の線に沿った画素の値を、時間に対してプロットした画像を指している。キモグラフという名前は、回転ドラムを使って測定値（例えば、体温など）を経時的に記録する医療用機器に由来している。キモグラフは、例えば微小管に沿ったタンパク質の動きや、神経突起に沿って動く小胞などの運動の様子を可視化するのにきわめて有用である。キモグラフによって、事象の数、運動の方向、速度、持久性や輝度プロファイルなどをそのまま見てとることができるようになる。キモグラフは、画像ス

訳注 27：英語での発音に準じて「カイモグラフ」ともいう。

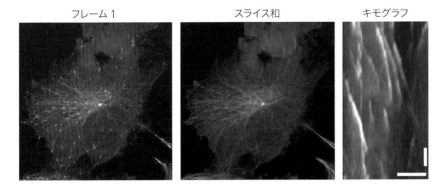

フレーム 1　　　　　　スライス和　　　　　キモグラフ

図 4.8　伸長する微小管末端のキモグラフ
伸長する微小管の末端に結合するタンパク質（tdTomato-EB3）を定常的に発現させた
RPE 細胞の共焦点顕微鏡動画像。左の 2 つは、動画の最初のフレーム（**フレーム 1**）と、
すべてのフレームの投射像（**フレームの総和**）である。右は、一本の軌跡に沿って尾を引
きながら移動する EB3 のキモグラフである。スケールバーは、水平方向が 1 μm、垂直方
向が 5 秒である。

タック上で線選択領域を設定し、蛍光量を経時的に**投射**（projeciton）すること
で得られる（**図 4.8**）。

訳注 28：サンプル画像について
は訳者付録 4：「チュートリア
ルの補足事項」を参照。

| **チュートリアル** | **キモグラフの作成**[訳注28] |

1. 動画像を Fiji で開く。
2. 動画像を二次元の新しい画像に投射する。操作としては、[Image > Stacks
   > Z-project...] を使って、「Sum Slices」を選ぶ（ノート 1 を見よ）。
3. **折れ線選択ツール**（segmented line tool）を使って、注目したい領域に線を
   引く。
4. この線を Roi Manager に追加し、再現性の確保のため選択領域として保存す
   る。
5. ROI Manager を使って、ステップ 3 で作成した折れ線選択領域を動画像上
   に作成する。あるいは [Edit > Selection > Restore selection] を使って
   もよい。
6. [Image > Stacks > Reslice] を使ってキモグラフを作成する。ショートカッ
   トキーは、バックスラッシュ（\）である（ノート 2 を見よ）。

ノート 1：スライス和（sum slices）を使うと、スタックの中の位置（x,y）にあ
るすべての画素の値の和が表示されるので、動画像の中でタンパク質が通った場

所のすべてを見ることができる。代わりに平均輝度（average intensity）を使うと、スライス和を、スライスの数で割るので、各位置は平均輝度になる。最大輝度（maximum intensity）を使うと、位置（x,y）におけるすべてのスライスの中の最大値となり、スタックを輝度で圧縮した可視化になる。他の手法も使用可能である。

ノート 2：このコマンドは、選択された線に従って実際に**再スライス**（reslice）を行うので、スタックが時系列のスタックではなく Z スタックの場合には、その線の位置でのスタックの断面の画像が得られる。キモグラフで慣例的なのは、距離を水平に、時間を垂直にして可視化することである。

　スタックの中で注目すべき領域を識別する他のコツとして、ImageJ の**画像計算機能**（Image Calculator）を使うことが挙げられる。この対話的な機能を使うと、2 つの画像、ないしはスタックの間で簡単な算数を行うことができる（例：引き算）。10 フレームの動画像があったとして、そのフレームごとの差を見るには：

1. 1 ～ 9 フレームまでを複製して新しいスタックを作る（A）。
2. 2 ～ 10 フレームまでを複製して新しいスタックを作る（B）。
3. [Image Calculator] を使い、B から A を引く。「New Window」と「32-bit results」にチェックを入れる。

　この結果得られるのは、多くの部分が灰色の画像である（灰色の部分は何も起きなかった場所である）。タンパク質が動いていった場所は白く、去っていった場所は黒くなる。投射法と異なり、この例で得られるのは 9 フレームの動画像であり、動画を再生して動的な領域を可視化することができる。

　図 4.8 で示したキモグラフでは、蛍光シグナルが斜めの**航跡**（streaks）として現れている。これは、キモグラフを作成するのに用いられた線に沿ってシグナルが動いたからである。この航跡を簡単なマクロを使って測定することができる。**線選択ツール**（line tool）を使って、航跡の最初から最後まで線選択を行う。この状態で下のマクロを実行する。このマクロは、作成した線選択を使って、対象物の移動速度を計算するものである。マクロの中の変数 `pxsize` と `tstep` は、キモグラフの物理的な長さと時間の尺度に依存するので、それに応じてマクロを書き換えて設定する必要がある。

```
 1   // 変数 pxsize と tstep は、手入力で設定する
 2   // pxsize は、オリジナルの画像と同じである必要がある
 3   var pxsize = 0.069; // xy size in um
 4   // tstep は、動画の時間をキモグラフの高さ（画素数）で割ったものである
 5   var tstep = 0.1; // 秒
 6
 7   // 線選択領域の開始点と終了点の座標を取得
 8   getLine(x1, y1, x2, y2, lineWidth);
 9   print("start ("+x1+" , "+y1+") - end ("+x2+" , "+y2+") ");
10
11   // 速度の計算
12   dx = abs(x2-x1);
13   dy = abs(y2-y1);
14   dx *= pxsize;
15   dy *= tstep;
16   velocity = dx/dy;
17   print(dx+" um in "+dy+" sec");
18   print("Velocity (um/s) = "+ d2s(velocity, 3));
```

　このマクロを、図4.8のキモグラフの最初の対象物に関して走らせた結果が
以下である。

```
 1   start (97 , 21) - end (136 , 188)
 2   2.691 um in 16.7 sec
 3   Velocity (um/s) = 0.161
```

共局在

　蛍光顕微鏡法は、2つのタンパク質が関係しているかどうかを推定するために
使うことができる。異なる蛍光物質でラベルされたタンパク質の画像を取得し、
それを検討することが可能である。2つのタンパク質が「共局在」（colocalize）
しているということを、偏りのない方法で画像解析で示すのは意外に難問であ
る。一部共通するところある2種類の手法が使われている。一つは**相関**（cor-
relation）で、シグナルの強度が互いに関係しているかどうかを調べる。もう一
つは**共存**（co-occupation）〔あるいは**共起**（co-occurence）〕で、2つのタン
パク質のシグナルが空間的に関係しているかどうかを決定する。このような分析

手法を総合的に「共局在」と呼んでいる。

　共局在は解像度によって制限を受ける。低倍率の組織レベルの尺度では、ある
タンパク質 A があるタンパク質 B と同じ細胞種で発現しているかどうか調べる
ことが共局在解析とされる。細胞レベルの尺度で行ったことと同じ分析手法がこ
の場合でも適用できるが、解釈はまったく異なってくる[訳注 29]。

　ここでは細胞内における共局在に注目しよう。まず光学顕微鏡では、タンパク
質 A がタンパク質 B に実際に結合しているかどうかを決定するには解像度が低
すぎることを指摘しておく。この場合 2 つのタンパク質は 3 番目のタンパク質に
結合しているだけということもありうる。あるいは、単に同じ細胞内小器官に結
合しているものの、互いに物理的には相互作用していないということもありうる。

　共局在で大きな問題となるのは、研究者たちが、共局在の状況を知るための唯
一の統計手法を求めることである。現実には、共存の手法に対しても相関の手法
に対しても、すべてのケースに関して、また問われている共局在のすべての問い
に関して、オールラウンドにうまくいく統計手法はない。現実には、ほぼすべて
のケースで、1 つ以上の統計値を計算することが有益であるが、このことは「何
が 1 番いい手段なのか」という点で混乱を生む結果をもたらしている。

　相関を評価するには、**ピアソンの相関係数**（Pearson's correlation coeffe-
cient）がおもに使われる（PCC）。19 世紀以来使われているこの統計手法は、
2 つの輝度の間の線形的な関係性の強さを測定するものである。PCC は、増幅度、
ゲタ、といったイメージングの際の設定値に影響されないので、かなり安定して
いる。この方法のおもな弱点は、2 つのシグナルが真に相関しており、しかしな
がらその関係が非線形であるようなときに、PCC がその関係性を過小評価して
しまう、ということである。

　これに関連する手法として**スピアマンの順位相関係数**（Spearman's rank
correlation coefficient, SRCC）がある。この手法では、2 つのシグナルの関係
性の強さとして、輝度そのものを使うのではなく、輝度の順位を使う[訳注 30]。
SRCC は、PCC が過小評価するような関係であっても、相関をうまく検出でき
るので、PCC ではなく SRCC をデフォルトで使うことの十分な理由となる。

　相関と共存の両方を同時に検討する方法が**重なり係数**（overlap coeffecient）
である。これは、ゼロ以外の値をもつ画素の情報を用いて、共存が起きている場
所に限定して相関を調べる。この方法は、カメラの増幅率には影響されないが、
ゲタの大きさには影響される。

訳注 29：解像度を上げて細胞内では A と B がまったく異なった局在を示すことが明白な場合でも、組織レベルの低倍率の尺度では共局在している、となるだろう。

訳注 30：すなわち、輝度をその大きさの順番に並び替えて、その順位を使う。

　共存を評価するためのおもな手法は、**マンダースの係数**（Manders' coefficient）である[19]。この手法では、2 つの統計値が算出される（M_1 と M_2）。これらの値は、共存部分における片方のチャネルの総輝度値に対するもう片方のチャネルの総輝度値の割合、あるいはその逆である。**分割重なり係数**（split overlap coeffecient、k_1 と k_2 を算出する）は、これに類似する手法である。

　相関係数とは異なることを共存係数は教えてくれる。次のような 2 チャンネルの画像を想像してみよう。緑の輝点がそれより大きな赤の輝点の中に完全に入っている状態になっており、赤と重なっていない緑の画素は存在せず、一方で緑と重なっていない赤い画素は多く存在する、という画像である。このときにマンダースの手法を使うと、緑の画素の 100%は赤と重なっているが、赤い画素のうち低い割合の画素のみが緑の画素と重なっている、ということを明確に述べることができる。

　他にもさまざまな解析方法が存在する。例えば、相関法の DeBias[20] や、最小近傍法などの空間的な手法などである。唯一の手法ですべての解析ができるようにしたい、という人がいる限り、今後も新しい手法が開発されていくであろう。ImageJ のプラグインはいくつかあり、共局在のさまざまな統計値を算出してくれる。なかには、選択した手法は解析しようとしている画像に関して不適切である、といった警告までしてくれるものもある。きわめて優れている ImageJ のプラグインは JaCoP である。Fiji に同梱されているのは coloc2 で、他にも多くのプラグインがある。

　共局在解析をするときには、その前に、画像を取得する際に使っている顕微鏡の設定をチェックすることが重要である。チャネルから別のチャネルに漏れがあったり、それぞれの蛍光物質のシグナルの位置が互いにずれていると[訳注31]、共局在解析の手法のどれを使っても間違った結果になる。

訳注 31：色収差という光学的な現象を指している。

　2 種類のタンパク質を調べる実験ならば、それぞれのタンパク質の画像に加えて、それらと関係のないタンパク質 1 種類（共局在するものであれ、しないものであれ）の画像もそれぞれの画像と同時に取得すると、共局在の係数が持つ意味を感覚的に知ることができるので役に立つ[訳注32]。計算上の対照は、通常、**画像を無作為化する**（randomizing the images）ことで行う。無作為化の方法には、画像をブロックに分けて、それらの位置を変えるか（Costes の方法）、個々の画素の位置を無作為に入れ替えることで行う。画像が正方形の場合には、片方のチャネルを 90 度回転させるのでもよい。時系列の場合は、片方のチャネルの画像の時間的な順番を入れ替えてしまい、どのチャネルのペアも同じ時点のものではないようにすることも効果的な手段である〔「**混乱**」（derangement）として

訳注 32：例えば、F アクチンとその架橋タンパク質 ABPX の共局在解析を行いたいときに、F アクチンと微小管、ABPX と微小管、の画像も取得し、それぞれの共局在解析を行って、F アクチンと ABPX の解析で算出される統計値と比較すれば、それぞれの統計の意味が相対的に把握できるだろう。

知られる）。この手法は、タンパク質が点状に分布しており、なおかつ運動性が
高いときに効果的で、あまり動かない構造に関してはそれほど効果的ではない。
こうした実験的、ないし計算上の対照を得ることの目的は、共局在解析が意味の
ある結果を出しているかどうか、そのことの信頼性を得るためである。

　下の表は、共局在の状態を示す係数の典型的な値に関するガイドラインであ
る。ただし、これらの手法はいずれも共局在の指標としては適切であるが、絶対
的な定量性のある方法ではない。例えば、2 つのタンパク質の動画像に関して、
その PCC の時系列を追うことは、それらの相関の相対的な変化を知るには適し
ている、ということである。

係数	共局在	非共局在
ピアソンの相関係数（PCC）	0.5〜1.0	− 1.0〜0.5
スピアマンの順位相関係数（SRCC）	0.5〜1.0	− 1.0〜0.5
重なり係数	0.6〜1.0	0〜0.6
マンダースの係数	>0.5	<0.5

チュートリアル **時系列の共局在を R を使って測定**[訳注 33]

　生細胞のイメージング実験により、2 種類のタンパク質の動態を得た。片方は
GFP で標識されており、もう片方は mCherry で標識されている（**図 4.9**）。あ
る薬剤処理が片方のタンパク質の局在に変化を起こし、もう片方と共局在するよ
うになる。これらの 2 つのシグナルの共局在を解析すると、どうなるだろうか。

　100 × 100 の大きさの選択領域を使って、すべての (*x,y*) の位置における 2
つのチャネルの輝度をプロットしよう。

　チャネル 1 の画素の位置を無作為化し、再びプロットを行うと、結果は大き
く異なっている。

Fiji のプラグインではなく、RStudio で以下に示したスクリプトを使って直接共
局在解析を行ってみる。R の基本的なグラフ機能を使った出力結果が**図 4.10** で
ある。このスクリプトはすべてを R で行うパイプラインの例である（70 ページ
参照）。

訳注 33：訳者付録 4：「チュー
トリアルの補足事項」に、別の
サンプルを使った具体的な解説
を加えたので参照してほしい。

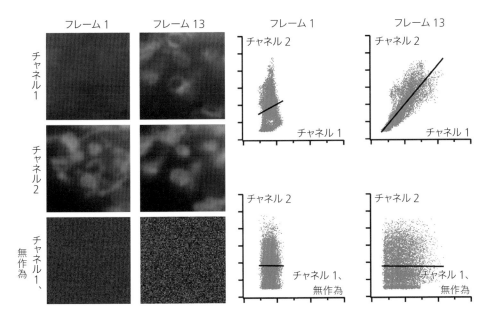

図 4.9　2 つのタンパク質の時系列の共局在を調べる
チュートリアルの本文で述べたように、GFP 標識タンパク質（チャネル 1）が、mCherry
標識タンパク質（チャネル 2）と、薬剤を加えたあとで共局在するようになる（フレーム
1 とフレーム 13 を比較せよ）。チャネル 1 を無作為化することで、共局在の対照データと
する。

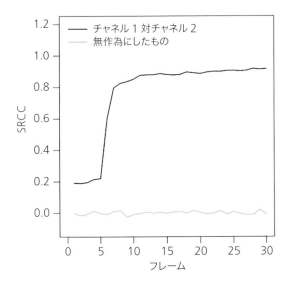

図 4.10　2 つのチャネルの相関の時系列
以下に示したコード例の結果が、上に示した動画の各フレームにおける SRCC のプロット
である。チャネル 1 と 2 の比較と（黒い線）と、画素の位置を無作為化した場合（灰色の
線）を示している。

```
1   # EBImage のパッケージを使う
2   library(EBImage)
3   # EBImage は次の 2 つのコマンドでインストールできる（インストール済みの場合は不要）
4   install.packages("BiocManager")
5   BiocManager::install("EBImage")
6   # EBImage を使って、各チャネルをインポート
7   c1 <- readImage("c1.tif")
8   c2 <- readImage("c2.tif")
9   # フレーム数を変数として取得
10  fr = dim(c1)[3]
11  # SRCC の結果を格納する空のベクトルを 2 つ用意する
12  r1 <- rep(NA, fr)
13  r2 <- rep(NA, fr)
14  # 各フレームにおける SRCC をループを回して計算
15  for (i in 1:fr ){
16    r1[i] <- cor(as.vector(c1[,,i]), as.vector(c2[,,i]),
      method="spearman")
17    r2[i] <- cor(sample(as.vector(c1[,,i])), as.vector(c2[,,i]),
      method="spearman")
18  }
19  # R のベース関数を使ってプロット
20  png("corr.png")
21  par(cex = 1.5, mar = c(4, 4, 1, 1))
22  plot(0,0, type="l", xlim=c(0,fr), ylim=c(-0.1,1.2), xlab="Frame",
      ylab="SRCC")
23  lines(1:fr, r1, lwd=2)
24  lines(1:fr, r2, col="gray", lwd=2)
25  legend("topleft",legend=c("c1 vs c2", "randomized"), bty = "n",
      col=c("black", "gray"), lwd=2)
26  dev.off()
```

画像から正しいデータを得ること

　実験データにおける鉄の掟は、目で見ることができないならば、それはおそらくそこにはない、ということである。これは画像解析における真実だ。実際のところ私たちの目は画像を見分ける能力にきわめて優れている。データの中のパターンを目で見ることができなかったら、それはコンピュータで認識されること

はほぼないだろう。逆に、コンピュータを使った解析が何らかの変化を示しているならば、それを目で見ることができるはずである。その解析が、この「眼球テスト」に失敗したならば、再考する必要があるだろう。**作業工程**（workflow）に何らかの欠陥があるのかもしれないし、自分がやろうとしている解析の内容に対して、画像データの質がそれほどよくないのかもしれない。

　自動化は、データ解析の過程から人間による介入を排除し、偏りやその他の歪みを除くうえですばらしい役割を果たす。しかしながら、人間による判断を解析から乖離させるようであってはいけない。コンピュータから結果が吐き出されたときに、それは何を示しているだろうか。それは理に適っているだろうか。すべての対照実験は、想定された結果に従っているだろうか。解析結果が5倍の変化を示しているとしたら、それは自分にとって確からしい結果だろうか。それは想定していたことだろうか。5倍は大きすぎる、あるいは小さすぎるだろうか。褪色やズレなど何らかの人工的な現象の証拠がそこにないだろうか？　すべてに対して疑問をもとう。

　1つの作業工程から得られた情報を検証することは重要である。それが新しい作業工程ならば、検証を完璧に行うことは不可欠である。

検証

　ある解析の結果がどのように**検証**（validate）されるかは、使われた作業工程によって異なる。一般的に作業工程は、テスト（検証）用の画像に関して想定どおりの結果を出す必要がある。これらの画像は「地上の真実」画像と呼ばれることが多い[訳注34]。これらの画像は、事前に検証がすでに行われた画像のセットであることもあるし、鍵となるパラメータが判明している合成画像のセットということもある。例えば、自分の作業工程に、ある二値化アルゴリズムを使って蛍光の点状シグナルを検出するステップがあったとしよう。そこで、既知の数の点状シグナル（に雑音を加えたもの）が存在するテスト用画像を人工的に作って、その検出アルゴリズムの性能をテストすることができる。もし、こうしたテスト画像で検出が失敗に終わったとしたら、本当のデータでそれがうまくいくことはないだろう。このように、解析手順の中のおもなステップのそれぞれに関して、それが完全に機能しているかどうかを検証することは重要である（第6章「モジュール化したコードを書く」を参照）。

　検証はどこまで突きつめる必要があるのだろうか。Rのような確立されたソフトでは、かなりの厳格さで性能試験が行われてきている。だから、すべてのエラーは自分が書いたコードが原因である可能性が高い。Rの基幹機能にバグを見つけることはほぼないだろう。また、ビルトインの関数[訳注35]でデフォルトになっ

訳注34：「地上の真実」は英語でground Truthと呼ばれる。衛星画像で地表画像の解析を行う際に、地上で確認した実際の対象物と、衛星写真の解析による推定を比較して、解析手法の検証を行う。この地上側で得られる実態が「地上の真実」と呼ばれたことが語源である。

訳注35：ビルドインの関数とは、最初にダウンロードしたパッケージにすでに組み込まれている基本的な関数。

ているオプションの値は、広範な使用を想定して最適化されているとみなしてよい。一方、ImageJ/Fiji は、いまでも活発な開発の途上にあるので、バグがある可能性は高い。報告するとすぐに解決されるが、何らかのエラーに出くわしたときに、それは単にそのバージョンではそのようになっている、ということであろうということを肝に銘じておく必要がある。他の人のコードやプラグインを自分の作業工程に含めようとするときには、出力結果をよく検証し、何か間違いが起きたときにそれを直すことができるように、それが何をしているのかをよく理解しておくことが必須である。

最初のステップまで戻る

　計画どおりに物事が進まないこともときどきある。実験は行った。何か効果が生じているという確信が自分にはあるが、解析ではそれを検出することができない。作業工程はちゃんと動いており、説明がつかない。このような状況のときには、最初のステップ（square one）にまで戻って、新しい画像を取得するという手がある。実験の設定をもう一度眺め、機器の動作範囲が十分かどうか、ほかの何か技術的な理由で効果が不明瞭になっていないか（波長の漏れやズレ）、などを検討する。もし画像が明瞭で、さらなる改善が不可能な場合には、解析の手法が何らかの形で最適ではないのかもしれない。1 番最初のステップではなく、そのあとのどこかのステップに戻り、何らかの改善を施すことができるかどうか検討する。このときに意識しておくべき重要な点は、さらに時間と労力を投資して結果を得ることの正当化ができなくなるほど、その課題は難問であるかもしれない、という点である。

鉄の掟

- 場所は重要である。どこに選択領域に置くか、あるいはどのように画像の分節化を行うかによって、結果は影響を受ける。
- 目で見ることができないならば、コンピュータでそれを見出すのはおそらく難しい。
- 正確な分節化は、ほとんどの画像解析パイプラインにおいて鍵になる。
- 分節化を自動化することは、難しいこともある。困難な分節化の問題に対しては、労力と試行が必要になる。
- 画像解析のすべてのステップは、厳密にテストすることが必要である。自分の作業工程をテストするのに、合成した画像を使おう。

統計学

5

他の分野と比べて、細胞生物学者の数理的な思考・応用力は低くなりがちである。これについての説明は数多くみかけるが、「細胞生物学者は分子生物学の時代にあっさりと定量的なものの見方を失った」という説明に私はうなずくことができる。1つの遺伝子を欠失させて全ての細胞を死なせるような実験は定量化を全く必要としない。

そしてこのような流儀の科学はラザフォードの次の有名な言葉に集約される。
「もしあなたの実験に統計学が必要ならば、それはもっとよい実験をすべきだったということだ」。

そんなわけで、残念なことに細胞生物学において定量や統計への関心は薄れてしまったのであるが、この状況は変わらなければならない。

実験にはさまざまな困難が伴い、実験室における仕事には時間がかかる。さらにはより難しい実験があり、そこで重要なデータを取得しているときには、デスクで行う定量化なぞは二の次になりがちだ[訳注1]。しかしながら、実験データを自分で解析できなければ、巧妙な実験を行ったり質の高いデータを得ることは期待できない。

さらに問題なことがある。統計学の教科書は、特に細胞生物学者には理解しにくいのである。なぜならば統計学の本は数学者や統計学者に向けて書かれており、計算の詳細に重点が置かれている、もしくは生物医学の科学者に向けられており、細胞生物学の研究室における状況とは異なった、患者に対する治験に重きを置いている。そこでこの章の目的は、細胞生物学に関連する実験計画や統計学における重要な考え方を概観することとする。

訳注1：近年では wet experiments の対語、dry quantification や dry cell biology としてデスクで行う作業への認識がはっきりしてきている。

実験のデザイン

実験を計画するときに考慮すべきことが 4 つある。

実験の反復：科学原理の中核である。もし $n = 1$ であれば（例えば、1 回しか観測されなければ）、そこから導かれうる結論はひどく限定されたものになる。「n とは何か？」ついては後で議論する。

適切な対照群：実験は 1 つの変数だけを変化させたときの影響を検証するものであり、その際に他の変数は変化させないことが理想である。このように行うことで結果にみられるすべての変化は、注目している変数のみによるものと結論することができるようになる。**陰性対照**（negative controls）と**陽性対照**（positive controls）はすべての実験に含められるべきである。陰性対照とは、実験操作による効果のないことが期待される実験であり、陽性対照とは一定の効果が起こることが知られている（もしくは予想される）実験である訳注 2。

検定力：詳細は後ほど述べるが、実験結果の解釈がどこまでできるか、ということは検定力に依存しており、それは実験に必要な標本の大きさや効果量と関連している。

誤差の減少と偏りの排除：現在の実験計画で誤差や偏りを生み出す要因を特定すること。誤差が生じている原因は、測定手法、標本化の手順、実験操作の手順などにあるかもしれない。測定の正確さはよくよく検討しなければならない。同じ測定結果を何度も得ることができるか？　標本化は無作為に行っているか？　あるグループの細胞群が他の細胞群と異なる処理を受けた可能性はないか？　偏りの排除は難しいこともある。データに対して人間による判断が関わる作業（例えば、画像上の細胞の縁を手作業で囲むなど）についてはいつも、その作業をする解析者に実験条件を隠すべきである。計算機は希望的観測から影響を受けないので、偏りを減らす単純な方法としては、解析をできる限り自動化することである。

n とは何か？

この表題は簡単な問いに見えるかもしれないが、実のところその答えは複雑になることが多く、的を射たストレートな回答を与えるのは難しい。生物学者が重要だろうと思うことと統計的な真実の間には葛藤がある。さらに、この問いは一貫性のない専門用語の使い方のためにわかりにくくなっている。例えば、反復や繰り返しという言葉はあまり意識することなく使われるが、これらの言葉は別の意味をもったりする。**技術的反復**（実験）や**生物学的反復**（実験）についてもそうである。これらのうちの（もしあるとするならば）どれが疑似反復にあたるのか、その判断はつきにくい。そこで、言葉の定義をいくつか行って、その意味するところを共有しておこう[21,22] 訳注 3。

生物学的単位（Biological unit）　結論の対象となる生物学的実体。

実験的単位（Experimental unit）　異なる実験条件に無作為に割り当てる実体であり、n を決定する。

観察的単位（Observational unit）　測定の対象となる標本（sample）。

　まず気をつけてほしいのは、n は**標本の大きさ**（sample size）を示すこと、一方で N は**母集団の大きさ**（population size）を示すことである[訳注4]。母集団は通常理論的な実体であり、その大きさは非常に大きい数になる。大抵の場合、私たちは標本の集団としての大きさである n について議論する[訳注5]。

　例を挙げてみよう。タンパク質 x がマクロ飲作用（macropinocytosis）の調整物質であるかどうかを検証したいとする。そのため HEK293 細胞に EGF 刺激を与える実験で、RNA 干渉（RNAi）を用いてタンパク質 x を減少させた実験条件と、それに対応する対照実験とで比較する。蛍光色素とともに細胞を培養することで、蛍光色素をマクロ飲作用により細胞へ取り込ませ、顕微鏡を使って細胞内の蛍光輝点の数を測定する。この実験についていくつかの数値を取り上げて「n は何だろう？」と考えてみよう。解析を始めるにあたって、それぞれの実験条件において 20 細胞ずつ選び、蛍光輝点の数を数える。細胞には一度だけ形質導入を行う。このときの n は何だろう？　答えは 1 である。20 ではない。それぞれの実験条件において n は 1 である。それぞれの条件につき 4 つのウェル（細胞培養するためのくぼみ）で培養した細胞を用意し、各ウェルにつき 5 つの細胞を選ぶことで、合計 20 細胞の顕微鏡観察を行うとする。n は何だろうか？　答えはいまだ各条件につき 1 である。1 より上という回答は疑似反復にあたる。n を増やすための唯一の方法はすべての実験を繰り返すことである。

　上記の用語との対応を示すと

生物学的単位　EGF 刺激された HEK293 細胞　1

実験的単位　　実験が行われた回数　　　　　1（それぞれの条件で）

観察的単位　　測定された回数　　　　　　　20

　私たちが知りたいことは、実験操作について統計的に有意な効果があったかどうかということである。つまり、一変数について変化を与え、何か効果があったかどうかを知りたいということだ。よって実験的単位の階層が正しい試行の単位となる。細胞生物学の実験では、実験的単位は多くの場合、一細胞ではない。細胞株はかなり均質であり、あなたが本当に知りたいことは実験操作に再現性があるかどうか（すなわち、実験を繰り返したときに同様の効果を得られるかどうか）ではないか？

訳注4：統計用語で標本は母集団の部分集合であり、測定値の集団を指す。

訳注5：紛らわしい言葉として「標本数」があり、こちらは標本（＝群）の数を指す言葉である。

　上記の各単位のうち、低い階層での比較をすることは可能だが、その場合、いえることは違ってくる。上の例では、注目しているタンパク質の減少がマクロ飲作用を変化させるかどうかを、$n = 20$ として統計検定を実施することは可能だが、その結果がどの程度一般化されうるかについては何もいえない。検出される有意な効果の一般性は、実験を行ったそのプレート内のウェルにおける EGF 刺激に依存し、その日にどのくらい注目しているタンパク質が減少したかなど、特定の条件に限られたものになる。他の研究室の誰かがあなたの実験を繰り返したときに何が起こるか、ということの感触を得るには、実験を繰り返すのみである。そして、それがあなたの知りたいことである。

　さらに低い階層での比較では、意義がどんどん少なくなっていく。例えば、それぞれの小胞の明るさを測ることは可能であり、細胞 1 と細胞 2 を比較することもできる。でも、それは意味があるのだろうか？　観察的単位やそれ以下の単位の比較は、細胞のばらつきや同じ日の測定誤差について情報をもたらしてくれるが、それらは報告する価値がない[訳注6]。

　また通常、一細胞は実験的単位としてはみなされない。上記の例では、EGF 刺激と蛍光色素はウェル全体に投与されるという設定にした。この実験ではただ 1 つの細胞株だけを使っているため、同じウェル内の 2 つの細胞が異なる応答を示すことはほぼないだろう。加えて、実験におけるささいなミス（例えば、EGF を投与しすぎたなど）は、同じウェル内のすべての細胞に影響を与える。細胞を別々のウェルに分け、実験を並行して進めれば許される、と考える人もいるかもしれない。それでもやはり、そのような結果は別の日に実験を繰り返すほどには一般性を得ることができない。留意すべき重要な点は、それぞれの n は独立でなければならないということだ。上記の例では、n を増やすためには実験を繰り返す必要があり、それぞれの繰り返し実験では各処理について観察的単位の平均値を得ることができ、それを比較のために用いるのである。

　時に、一細胞も実験的単位になることがある。それは特定の処理が直接それぞれの細胞に「独立に」施される場合で、その際、測定は個別の細胞から「連続的に」行う。例として光褪色後蛍光回復法（FRAP）を挙げる。一細胞のイメージングにおいて、特定の ROI（Region Of Interest、選択領域）を光褪色させ、その蛍光回復を測定する。次に、別のディッシュや、顕微鏡視野を移動させた先にある別の細胞に対して、同様に画像取得することで n を 1 上げる。ここでもやはり、何回かに分けて実験を行うことを勧める（例えば、$n = 15$ のときは、5 細胞ずつ、3 回に分けた実験を行うというように）。結果において、実験ごとの違いが何か見つかったときはそれを調べる価値があるが、それ以外の場合は細胞は独立した実験単位として扱われる。もし実験ごとの違いがあれば（例えば、あ

訳注 6：プロジェクトの当初の目的からすれば価値がないかもしれないが、ばらつきに偏ったり、例えば極端に輝度の高い小胞がいくつかある、といった様子などがあるならば、実験の設計が仮定していること（「小胞の輝度はほぼ一定であり平均値には意味がある」）を再検討する、あるいはプロジェクトの目標を考え直す必要があるかもしれない。重大な発見は往々にしてそのようにしてなされる。こうしたことから、必ずしも価値がない、とは訳者は考えない。

る実験においてすべての条件で基準値が一貫して低いなど）正規化処理が必要かもしれない。絶対値よりもむしろ、基準値に対する相対的な**倍率変化**（fold change）を使うこともある。このような測定を並行して進める場合、細胞は独立とみなされることもあるが、一まとまりに扱う影響を調べておくことが賢明である。ただし、実験的単位と観察的単位はどちらも 15 となる。

　残念ながら、実験的単位を越えて結論を得ることは不可能である。上記の例において私たちが結論を得られるのは、ある 1 つの細胞株の特定の形式の**マクロ飲作用**（ここでの生物学的単位）に関してである。ヒトのさまざまな細胞やすべてのマクロ飲作用様式を対象とするような、もっと一般的な結論を得るためには、他の細胞株や違った方法で同様の実験を繰り返さなければならない。現状では、大抵の細胞生物学者は同じ細胞株（生物学的単位）で実験を繰り返し、結論においてその実験結果の限界を認めるというやり方を好んでいる。

　プロテオミクスなどの分野で現れた 2 つの重要な用語として、「技術的（technical）」および「生物学的（biological）」反復がある。これらの用語の用法は一貫していないものの、多くの場合、実験の完全な反復（生物学的反復）、あるいは、疑似的な反復（技術的反復）として使われる。疑似反復の例としては、試料を 2 つに分け、解析を二度行うというものである。これを行う妥当な理由もあり、それはノイズや測定のばらつきを減らすといった効果のためであるが、疑似反復は真の反復ではないということを認識することが重要である。疑似反復は、正しく実験を反復することに比べて非常に簡単に行えるため、実験計画に知らぬ間に入り込んでくる。

　結局、n を決める作業は主観的である。さまざまな統計検定は、観察された結果が単に偶然の出来事であったにすぎないにもかかわらず、あたかも何らかの効果が見られていたと主張する形で自分自身の誤った主観にだまされないように開発されたもの、だということを思い出してほしい[23]。不当に追加された n はあなたが誤りを生む確率や、他の人があなたの仕事を再現できない確率を上げる。疑似反復であるかどうかについての見解は人によって異なるが、より厳密な実験を志向することは、必ずや、あなたの結果をより信頼できるものに近づける。

　もし、自分の実験においてどのように生物学的、実験的、観察的単位を定義するのか自信がないときには、実験計画を立てるにあたって参考にすべきすばらしい教科書がいくつかある[21,22]。これらの資料は本書で扱わない無作為法、盲検法、乱塊法といった手法についても議論している。

> **鉄の掟**
>
> ● 良い実験計画が本質である。すなわち、対照実験、無作為抽出を実施し、偏りをなくせ。
> ● 1 回の実験からデータをたくさん集めるのではなく、実験を繰り返せ。
> ● 疑似反復に注意し、それを識別し修正できるようになれ。

なぜ n が重要なのか？

n が重要なのは、それによって標本が母集団を正確に反映しているという信頼を与えてくれるからだ。ある母集団からの計測 1 つ 1 つが独立しているのであれば、それが増えれば増えるほどその母集団に対する描像は正確になる[原注1]。

最小の n の大きさは実験で観察される効果の大きさによって相対的に決まる[訳注7]。大きな効果の場合、n は小さくて十分である。逆に小さな効果の場合、それを検知するためには大きな n を必要とする。細胞生物学において n は通常小さく「n は多ければ多いほどよい」としても問題はない。しかし、もし疑似反復が起こっていたり、膨大な n を生み出す手法を用いているのであれば、注意すべき落とし穴がある。例えば、n がとても大きなときに生み出される、とても小さな p 値によって、つまらない統計的有意差が生まれることがある。p 値についてはこの章の最後で詳しく定義し議論する。

細胞生物学者のための検定力分析

検定力分析とは、必要な標本の大きさを決めるための統計手法である。現在、大抵の統計の教科書は検定力分析について述べる際、臨床試験や動物実験について議論しはじめる。これらの分野では n の大きさがそのまま金銭的・倫理的な影響をもつためである。つまり、より多くの観測をすると、より現実へ影響を与える結果が得られる（ただしコストもかかる）。細胞生物学においては、金銭的・道義的な影響はそこまで気にならない。培養細胞は安価に育てることができるし、反復実験を繰り返すことは大抵の場合問題ではない。この、実験を繰り返すことへの障壁が低いことは、検定力分析が細胞生物学の実験計画において重視されない理由の 1 つとなっている。臨床試験での検定力分析は、実施する試験から意義のある結果を得るためにきわめて重要である。そのため臨床試験では仕事にとりかかる前に、事前に検定力分析を行い、承認を得る必要がある。試験を不適切な実験計画によって失敗させないために、事前の検定力分析のさまざまな手法のモデルが用意されている。しかしながら細胞生物学では、実際にこうしたモデルを使う必要はない。予備実験は数日のうちにできるからである。結果は即座

原注 1：さらに技術的な観点として、パラメータ推定では入ってくる情報の数が「自由度」として定義されており、自由度は $n-1$ であるため、n が問題になる。

訳注 7：効果量についてはこの章の最後で言及する。

に確認できることが多く、実験計画や標本の大きさは、例えば最適化が必要である場合などでも、条件を変えて実験を繰り返すことによって適宜調整できる。

帰無仮説を使った統計的仮説検定での目標は帰無仮説（H_0）を採択か棄却することである。帰無仮説の採択は、通常、実験操作は変化を起こさないという結論となる。このとき、実際には 4 つの結果が起こりうる。仮説が採択されるか、棄却されるか、正しいか、正しくないかである。このときの 2 種類の誤った結果に対しては、以下に示すような専門用語が使われる。

	H_0 が真	H_0 が偽
H_0 は棄却された	第 1 種の過誤	正しい
H_0 は棄却されなかった	正しい	第 2 種の過誤

どちらが第 1 種だったか第 2 種だったかを思い出す便利な方法は、「狼少年の話」を思い出すことである。はじめ、少年は狼がいないのに狼がいると主張した（第 1 種の過誤、偽陽性）。そして最終的には、実際に狼がいるのに誰も信じなかった（第 2 種の過誤、偽陰性）。この 2 種類の誤り（過誤）についての確率には、それぞれ α と β という特定の記号が割り当てられている。

	H_0 が真	H_0 が偽
H_0 は棄却された	α	$1-\beta$
H_0 は棄却されなかった	$1-\alpha$	β

H_0 が棄却されない場合には、2 つの可能性がある。帰無仮説が正しい場合か、標本の大きさが不足していて、十分な検定力がない場合だ。

検定力（Power）とは統計検定における感度を表す。それは $1-\beta$ の値であり、通常 90％（0.9）に設定され、この値であれば標本の大きさが莫大でなくとも良好な感度となる。有意水準 α は通常 0.05 に設定される。この値は統計検定における p 値に関係する（この章の後半で議論する）。ここで**効果量**（effect size, ES）と**分散**（σ^2）が既知であれば、必要な標本の大きさが計算できる。これらの変数はすべて相互に関係があり次のように表される。

$$\text{Power} \propto \frac{\text{ES}\alpha\sqrt{n}}{\sigma^2}$$

つまり、標本の大きさを知っていれば検出できる最小の効果量を計算できたり

することになる。簡単な例を挙げると、ある化合物に応答して放出される核タンパクを mCherry（赤色蛍光タンパクの一種）で標識し、細胞質内の蛍光を測定したとしよう。対照実験の化合物は平均輝度値 4,000、標準偏差（σ）1,600 という結果が 20 回の実験から得られた。蛍光輝度値の 50% 増加を検出したければ、何回ぐらい実験を行えばよいだろうか？　この場合、検出したい効果量は差分（Δ）2,000 となる（すなわち 50% 増加は平均値 6,000 となる）。標準偏差の増加が（2,000 の平均値増加と）比例すると考えると、$\alpha = 0.05$、$\beta = 0.9$ のとき（それぞれの群において）何個の標本が必要となるだろうか？　R の `power.t.test()` 関数を使って計算してみよう。

```
1  power.t.test(n = NULL, delta = 2000, sd = 2400, sig.level = 0.05,
     power = 0.9)
```

　この関数は $n = 31.25$ を算出する。小数点以下の実験は行うことができないので、通常は値を繰り上げる。よって 32 回の対照試薬、32 回の試験化合物の計 64 回の実験を行うことが必要ということになる。

　他の計算の仕方も可能である。例えば、試験する化合物が非常に高価で、（それぞれの群で）9 回の実験しか行えない場合、$\alpha = 0.05$、$\beta = 0.9$ と同様の標準偏差として検出できる変化の大きさを計算することもできる。

```
1  power.t.test(n = 9, delta = NULL, sd = 2000, sig.level = 0.05,
     power = 0.9)
```

　この場合、$\Delta = 3257.6$ となり 81% より大きい変化ならば、この標本の大きさで検知できるということがわかる。

　これらの例では、計算に要する情報がすでに得られていた。変数が未知の場合には、似たようなデータセットや得られる値の範囲を使って、予測値を得るための計算をすることができる。

必要とされる統計学の基礎

　この節では実験データに対する適切な統計検定を選ぶために、異なる目的に応じて特定の検定手法を推薦する形式の目録を使う（**表 5.1** を参照）。この目録は、

表 5.1　異なるデータ型についての推奨される統計検定

何がしたいか？	測定値（正規分布）	測定値（非正規）もしくは順位	2 項（2 値分類）
1 群の記述	平均、SD（σ）	中央値、四分位範囲 (interquartile range, IQR)	比率
ある値と 1 群の比較	1 標本 t 検定	ウィルコクソン検定	カイ二乗
対応のない 2 群の比較	対応のない t 検定 並べ替え検定（$n > 10$）	ウィルコクソン - マン - ホイットニー 2 標本順位検定	フィッシャーの直接確率検定またはカイ二乗
対応のある 2 群の比較	対応のある t 検定	ウィルコクソン符号順位検定	マクネマー検定
対応のない 3 群以上の比較	一元配置分散分析 （one-way ANOVA）	クラスカル - ウォリス検定	カイ二乗検定
対応のある 3 群以上の比較	反復測定分散分析	フリードマン検定	コクランの Q 検定
2 変数間の関連を定量する	ピアソンの相関係数	スピアマンの順位相関係数	
測定値をもとに値を予測する	単純線形回帰	ノンパラメトリック回帰	単純ロジスティック回帰
測定値もしくは二項変数から値を予測する	多重線形（もしくは非線形）回帰		多重ロジスティック回帰

motulsky 1995 表 37.1 から改変[25]。PLSclear の許可を受けて再掲載。

どの統計手法が不適切であり、避けるべきか、という明確な手引きを提供することを意図している。ともあれ、細胞生物学で用いられる（ここで説明されるような）統計手法は、現代の統計学の思想からは数十年遅れているということを認識しなければならない。ここで得られる知識は、数値を扱う上で細胞生物学では最前線の知識となるが、統計学者を感心させるわけではないことに注意してほしい。問題を深く掘り下げるためにはより詳細な教科書を参照するとよい[24]。以上の警告を少し気にとめてもらったうえで、基礎的な統計学について見てみよう。

　どのような統計的検定をする必要があるかを理解するため、表 5.1 を見てみよう。ただし参照する前に、以下の事項を確認する必要がある。

● 何を比較しているのか？
● n はどのくらいか？
● 仮説は何か？
● 要約統計量は何を教えてくれるか？

　もしこれらの事項について 1 つでも不確かなことがあれば、どんな検定を行っても得ることはあまりない。そして表の中から正しい検定法を選ぶには、あなたが以下に説明するうちのどのようなタイプのデータを持っているかということを見極める必要がある。

- **測定値**：細胞生物学において解析される大抵のデータはこの部類に分けられる。例としては、一細胞あたりの輝点の数、一細胞あたりの平均 GFP 輝度値、細胞核の直径、細胞の移動速度などである。
  - —**正規分布する**^{訳注8}：この言葉の意味するところはいわゆる「**釣鐘型曲線**」に分布が従うということであり、「**ガウス関数**」とも呼ばれる。
  - —**正規分布しない**：正規分布に合わないデータ—歪んだデータもしくは他のタイプの曲線で表されるデータである。
- **二項データ**：これは二値をとりうるデータである。ここでのよい例は分裂指数（培養中の有糸分裂している細胞の割合）の測定値である。細胞のとりうる値は分裂しているか、していないかの 2 種類となる。
- **その他**：順位をつけたり、点数付けしたデータもありうる。これは細胞生物学ではあまり一般的ではない。典型的な例はアンケート調査に使われるリッカート尺度（1 ＝まったく同意できない〜 5 ＝強く同意できるなどの段階から選択肢を選ぶもの）である。細胞生物学の実験においては、表現型の点数付けなどをすることがあるだろう。例えば、断片化されたゴルジの点数を 1 ＝断片化されていない、5 ＝完全に分散している、と付けていく場合である。このような独断的な分類はあまりよい考えではなく、特に試料に対する実験操作を知っている者が点数付けする場合はよろしくない。先入観の入らない測定手法を考慮することが最良の方法である。

細胞生物学で扱うデータのほとんどでは**対になる関係**や**組み合わせ**がない。例えば対照群の 20 細胞と試験群の 20 細胞（計 40 の異なる細胞）という具合に、個別の細胞が測定されている。それぞれの群において細胞は別個のものであるため、これらは対応のない（もしくは複数の試験群を扱う場合は「組み合わせのない」）データとなる。もし 2 つ（もしくはそれ以上）の群において同一細胞があるのであれば、そのデータには対応（もしくは組み合わせ）があることになる。対応のあるデータの例としては、10 細胞に対して薬剤処理をした場合などである。個別の細胞に対して、処理前と処理後の測定をすることになる。よって対応のある測定となり、処理前の細胞 A、処理後の細胞 A、そして処理前の細胞 B、処理後の細胞 B という具合である。

要約統計量のおさらい

統計検定をどのように実施するか考慮する前に、標本を要約する一般的な記述統計量についておさらいしておこう。**表 5.2** における統計用語はデータの中心と広がりを記述するものであり、低次の統計モーメント（積率）として知られている。データ分布の形を記述する高次モーメント、歪度や尖度などは一般的には実験報告に含められない。

訳注 8：複数の測定値は何らかの分布を持って得られるため、その分布の形は重要であり、特にそれが正規分布するかどうかは有用な指標である。

表 5.2　**要約統計量のおさらい**

統計量	別称	種類	詳細
平均値	Average、μ、$\bar{x}$（標本）、$E[\mathrm{x}]$（母集団）	中央	中央性の指標、$$\bar{x} = \frac{1}{n}\left(\sum_{i=1}^{n} x_i\right) = \frac{x_1 + x_2 + \cdots + x_n}{n}$$
中央値	M、$\mu_{1/2}$、$\tilde{x}$	中央	数値順に並べたときの中間点
標準偏差	SD、s.d.、s（標本）、σ（母集団）	記述的分布	それぞれの標本と平均値の差を代表する値、$$s = \sqrt{\frac{\sum_{i=1}^{n}\left(x_i - \bar{x}\right)^2}{n-1}}$$
標準誤差	SEM、s.e.m.、$s_{\bar{x}}$	推定的分布	試行が繰り返されたときに平均値がどのくらい変動しやすいかの指標、$$s_{\bar{x}} = \frac{s}{\sqrt{n}}$$
信頼区間	CI、典型的には 95% CI	推定的分布	平均値を含むのに 95%信頼できる区間、$$\left(\bar{x} - t*\frac{s}{\sqrt{n}},\ \bar{x} + t*\frac{s}{\sqrt{n}}\right)$$ このとき t は臨界値 t_α（df）であり、$\alpha = (1-C)/2$。$df = n-1$ である。C は信頼水準である。
範囲		記述的分布	最小値から最大値へのデータの広がり
四分位範囲	IQR（Interquartile range）	記述的分布	中央付近にある全体の半分のデータが中央値まわりでどのように広がっているかを示す。これは Q_3 から Q_1 まで、つまり 75%水準から 25%水準まで、また別のいい方ではデータ全体の上半分の中央値から下半分の中央値までを示す。
中央絶対偏差	MAD（Median absolute deviation）	記述的分布	データの分布を示す、頑健で重みつけがない指標。MAD = median($|x_i - $median$(x)|$) であり、対称分布であれば MAD = $\frac{1}{2}$IQR である。

他にも中央を表す指標は存在する。最頻値（モード）は標本を扱う際の最も一般的な値であり、別の種類の平均値もある（例えば、幾何平均）。
信頼区間を計算する他の方法もある（例えば、ブートストラップ法）。

常にデータをプロットせよ

　データを数値として扱いはじめると、それはすぐに抽象的な存在になってしまう。そこでデータをプロットすると、扱っているデータの形状を把握することができ、一連の統計検定よりも多くのことを明らかにしてくれる可能性がある。言い換えれば、データを単にプロットして眺めるだけで、要約統計量からは気付かないことでも明確になることがある。古典的な例としては、**図 5.1** に示した **F.J. アンスコム**の例がよく知られている。非常によく似た要約統計量でも互いにまったく異なるものが存在しうるというものだ。これらの違いを見分ける単純な方法はプロットすることである。次の R の練習問題を、スクリプトを 1 行 1 行実行することで試してほしい。

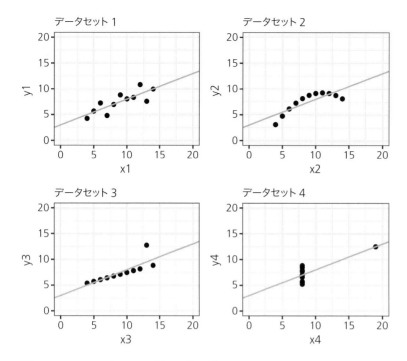

図 5.1　アンスコムの 4 つ組データの例
それぞれのデータセットは大きく異なっている。だが、一次回帰したそれぞれの直線の切
片と傾きはどれも同じとなることに注目してほしい。要約統計量ではどうだったろうか？

```
1   library(ggplot2)訳注9
2   library(gridExtra)
3   # データの読み込み
4   data(anscombe)
5   # 統計値を表示して類似性を確認
6   summary(anscombe)
7   # x と y の組み合わせについて相関を表示
8   sapply(1:4, function(x) cor(anscombe[, x], anscombe[, x+4]))
9   # データの分散も表示して類似性を確認
10  sapply(5:8, function(x) var(anscombe[, x]))
11  # x1 と y1 について線形回帰を行う
12  lm(y1 ~ x1, data = anscombe)
```

訳注 9：`ggplot2`, `gridExtra` がインストールされていない場合は `install.packages`
`("ggplot2")`, `install.packages("gridExtra")` とコマンドを打ってそれぞれ
のパッケージをインストールする。

```
13    # 切片が 3、傾き 0.5 となる
14    # 以下を使って他の組み合わせデータについて確認
15    # lm(y2 ~ x2, data = anscombe)
16    # そしてデータをプロットし、違いを眺めてみる
17    p1 <- ggplot(anscombe) + geom_point(aes(x1, y1))
18    p2 <- ggplot(anscombe) + geom_point(aes(x2, y2))
19    p3 <- ggplot(anscombe) + geom_point(aes(x3, y3))
20    p4 <- ggplot(anscombe) + geom_point(aes(x4, y4))
21    # この本の図はもう少し手の込んだコードで生成している
22    grid.arrange(p1, p2, p3, p4)
23    #-------------------------------------------------
24    p1 <- ggplot(anscombe) + geom_point(aes(x1, y1)) + theme_bw() + scale_
      x_continuous(breaks = seq(0, 20, 5)) + scale_y_continuous(breaks =
      seq(0, 20, 5)) + geom_abline(intercept = 3, slope = 0.5, color =
      "darkgray") + expand_limits(x = c(0,20), y = c(0,20)) + labs(title =
      "Data set 1")
25    p2 <- ggplot(anscombe) + geom_point(aes(x2, y2)) + theme_bw() + scale_
      x_continuous(breaks = seq(0, 20, 5)) + scale_y_continuous(breaks =
      seq(0, 20, 5)) + geom_abline(intercept = 3, slope = 0.5, color =
      "darkgray") + expand_limits(x = c(0,20), y = c(0,20)) + labs(title =
      "Data set 2")
26    p3 <- ggplot(anscombe) + geom_point(aes(x3, y3)) + theme_bw() + scale_
      x_continuous(breaks = seq(0, 20, 5)) + scale_y_continuous(breaks =
      seq(0, 20, 5)) + geom_abline(intercept = 3, slope = 0.5, color =
      "darkgray") + expand_limits(x = c(0,20), y = c(0,20)) + labs(title =
      "Data set 3")
27    p4 <- ggplot(anscombe) + geom_point(aes(x4, y4)) + theme_bw() + scale_
      x_continuous(breaks = seq(0, 20, 5)) + scale_y_continuous(breaks =
      seq(0, 20, 5)) + geom_abline(intercept = 3, slope = 0.5, color =
      "darkgray") + expand_limits(x = c(0,20), y = c(0,20)) + labs(title =
      "Data set 4")
28    grid.arrange(p1, p2, p3, p4)
```

　アンスコムの4つ組データの例は、要約統計量では隠れてしまう多くのことを、データのプロットから知ることが可能であることを示している（図5.1）。統計検定をする前の上手な第一歩は、データをプロットし眺めることである。

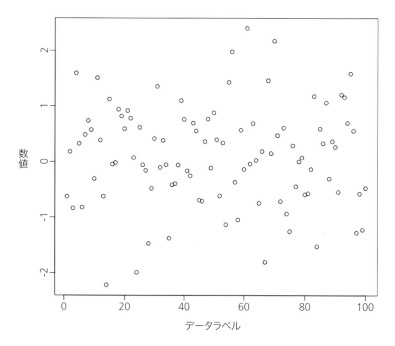

図 5.2 データ点の描画

　さらに他のデータを見てみよう。無作為に選んでいるが再現性のあるデータセットを生成し、R の基本グラフィックス[原注2] を使って表示しよう（**図 5.2**）。この節での例題は、R を使いながら追ってほしい。

原注 2：R の初歩的なグラフィックスは、単純で易しいコードで作成できる。その中核にある関数は「base R」と呼ばれ、ggplot2 のようなライブラリを使って作成される高度なグラフィックスとは区別される。

```
1  #  正規分布から抽出した 100 個のランダムな値（平均 0、分散 1）
2  set.seed(1)
3  data0 <- rnorm(100)
4  #  ベクトルとして数値を表示し、点をプロット
5  plot(data0,t="p")
```

　この例では、データが正規分布しているかどうかを知りたいとする。図 5.2 はデータ点が 0 付近に集まっていることを示しているが、データの分布を把握することは難しい。簡単に分布を知るためには、数値のヒストグラムを作り、その形が正規分布（ガウス関数）かどうかを見ればよい（**図 5.3**）。

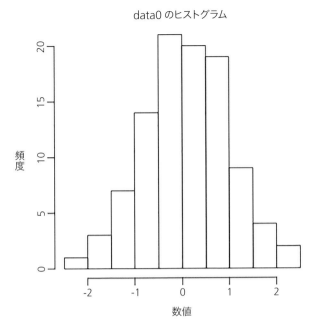

図 5.3 **生成したデータのヒストグラム**

```
6   hist(data0)
```

　データ分布における裾野部分の情報は見えにくいが、大抵の場合、この方法は有効である。別の方法は **QQ プロット**（quantile-quantile plot）で、データを小さい順に並べたときに、それぞれの値に対応する、小さい順に並べた理論上の正規分布の値をプロットするものである。

```
7   qqnorm(data0, xlim = c(-3,3), ylim = c(-3,3), main = "Normal Q-Q Plot",
8     xlab = "Theoretical Quantiles", ylab = "Sample Quantiles", plot.it =
      TRUE)
9   abline(a=0,b=1,lty=2)
```

　もしデータが直線 y = x から離れる場合には、その分布は歪んでいることになる（図 5.4）。

　またデータの数が少ない場合には、そのデータセットが正規分布しているかどうかを検定することも可能である。いくつかの検定があるが（例えば、**コルモゴ**

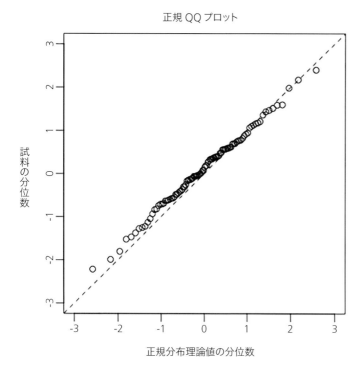

正規 QQ プロット

図 5.4 生成したデータの QQ プロット

ロフ-スミルノフ検定、ジャック-ベラ検定）、最も簡単で直感的なのは**シャピロ-ウィルク検定**だ。

```
10   shapiro.test(data0)
11
12        Shapiro-Wilk normality test
13
14   data: data0
15   W = 0.9956, p-value = 0.9876
```

p 値については後ほど詳しく見ていくが、この結果は $p > 0.05$、つまりこの分布が正規分布と見分けがつかないことを示している。よく使われる確率分布（最もよく使われるものは正規分布）にもとづいた統計検定は**パラメトリック**と呼ばれる。一方、データ分布が想定しているモデル確率分布に近似できるという仮定をおかずに行う検定は、**ノンパラメトリック**と呼ばれる。細胞生物学では一般に、測定値の数はとても少ない。これはつまり、母集団が正規分布していると

しても、その母集団からとってきた標本は正規分布を示さないこともあるということだ。このような場合では、ノンパラメトリック検定を用いることを勧める。以下でこれについて取り扱う。

記述統計量

記述統計量を使う目的は、データセットを単純化したり要約することである。これまで見てきたように、Rの関数 `summary()` を使うことで、平均値（Mean）、中央値（Median）、四分位（1st Qu.、3rd Qu.）、最小値（Min.）、最大値（Max.）が得られる。

```
16   summary(data0)
17   Min. 1st Qu. Median Mean 3rd Qu. Max.
18   -2.2150 -0.4942 0.1139 0.1089 0.6915 2.4020
```

他の要約統計量、**標準偏差**などは、特定の関数を使えば得ることができる。例えば、`sd()` は標準偏差を出力する。

```
19   sd(data0)
20   [1] 0.8981994
```

要約統計量は、母集団についての推定値を算出したり、他の標本と比較するという意味よりはむしろ、測定された標本の特徴を知らせてくれるという点に意味がある[訳注10]。

訳注10：統計における母集団とは測定したい対象の集合全体を指す。一方で標本は母集団から具体的に抽出した部分集合である。

統計検定

この節では R を用いていくつかの統計検定を行ってみる。ここでは、実験で得られる測定値に代わって、「実験的単位」の水準でシミュレートしたデータを用いる。表 5.1 にリストされたさまざまな検定の 1 番上から始めて、徐々に複雑な統計検定まで進める。これから示す R スクリプトを使って一緒に確かめてみよう[訳注11]。

訳注11：GitHub のサイト https://github.com/miura/TheDigitalCell/tree/master/5_Statistics を参照。

ある値と 1 つの対象群の比較

ある基準値とデータセットを比較する状況になることはあまりないかもしれない。細胞生物学では、実験結果の値との比較対照として仮説モデルによる値を用

いることはあまりなく、ほとんどすべての場合で、適切な対照実験の結果の値を
比較する。しかしながら、ある 1 セットの測定値群を、例えば平均が 1 となる
ある仮定上の母集団と比較するには、R では `t.test()` 関数を用いる。

```
21   t.test(data0,mu=1)
22
23   One Sample t-test
24
25   data: data0
26   t = -9.9211, df = 99, p-value < 2.2e-16
27   alternative hypothesis: true mean is not equal to 1
28   95 percent confidence interval:
29   -0.06933487 0.28710961
30   sample estimates:
31   mean of x
32   0.1088874
```

2 群の比較

　比較したいものが 1 つの検査群と 1 つの対照群のみの場合、正規分布するデー
タに対して、ウェルチによる補正を加えた**スチューデントの t 検定**が使える（**ウェ
ルチの t 検定**）。例えば、薬剤処理した細胞群と未処理の対照群についての、微
小管伸長速度の比較などにこのような方法が使える。これは**対応のない**
（unpaired）検定であり、R では `t.test()` を用いて実行できる。

```
1    #  例えばそれぞれの群で n=8 のシミュレートしたデータ
2    set.seed(1)
3    data1 <- rnorm(8, mean = 1, sd = 0.3)
4    data2 <- rnorm(8, mean = 3, sd = 0.9)
5    # data1 は対照群、data2 は薬剤処理したもの
6    t.test(data1,data2)
7
8    Welch Two Sample t-test
9
10   data: data1 and data2
11   t = -5.2874, df = 7.8403, p-value = 0.0007899
```

```
12   alternative hypothesis: true difference in means is not equal to 0
13   95 percent confidence interval:
14   -2.885973 -1.128771
15   sample estimates:
16   mean of x mean of y
17   1.039436 3.046808
```

　この例では、data1 と data2 のそれぞれの群について、実験的単位として 8 つの測定値を標本として用いた、つまり 8 回の実験を行い 8 つの測定値が得られたという想定である。もし $n > 10$ で、それぞれの標本の分散が等しければ、並べ替え検定を検討してもよいだろう。

　データに対応がある場合（paired）には、**t.test( )** 関数の追加パラメータが使える。data1 と data2 を再利用して対応のある検定を実行してみよう。データは、対応した手順で得られたものだと仮定する。例えば微小管の成長について、それぞれ 1 つの細胞から 2 回ずつ（薬剤処理前と後で）測定された場合である。

```
18   #  対応のあるデータでは、追加パラメータを使用する
19   t.test(data1,data2,paired=TRUE)
20
21   Paired t-test
22
23   data: data1 and data2
24   t = -5.4765, df = 7, p-value = 0.0009294
25   alternative hypothesis: true difference in means is not equal to 0
26   95 percent confidence interval:
27   -2.874108 -1.140636
28   sample estimates:
29   mean of the differences
30   -2.007372
```

　R の初期設定では両側 t 検定を行うようになっている。そのためデータはどちらの方向についても差がないという帰無仮説を検定することになっている（すなわち対照群よりも大きい、小さいのどちらについても否定する）。正規分布しているデータを片側検定する必要があることはまれである。もし対立仮説に方向性があり、試験群のデータが一方方向にだけ動くのであれば、片側検定は妥当であ

る。ただし、この方向性に確信をもっていなければ、すべてのケースで両側検定
をすることをお薦めする。

t 検定と同等なノンパラメトリック検定は**ウィルコクソン順位和検定（マン‐
ホイットニー検定とも呼ばれる）**である。これは例えば、対照細胞群と RNAi 処
理細胞群の電子顕微鏡写真から測定した細胞内小胞の円形度のような、歪みのあ
るデータに使うことがあるかもしれない[原注3]。R では `wilcox.test()` 関数
によって実行することができる。

原注 3：測定値が（0, 1] の範
囲をとるため、ほぼ円形の測定
対象群における円形度（4π
$[\pi r^2/(2\pi r)^2]$）の分布は歪ん
でいる。0 に近くほど低い密度
になり、1 を含む 1 近くまでに
密度がとても高くなり、それを
超えると値は定義できない。

```
1   #   例えばいくつかのシミュレートしたデータについて
2   set.seed(1)
3   data3 <- rbeta(40,5,1)
4   data4 <- rbeta(40,2,1)
5   wilcox.test(data3,data4)
6
7   Wilcoxon rank sum test
8
9   data: data3 and data4
10  W = 1130, p-value = 0.0013
11  alternative hypothesis: true location shift is not equal to 0
```

これらのデータが対応づけのあるものならば、`wilcox.test()` 関数でも
追加パラメータを使えばよい。対応づけのある t 検定と対応づけのない t 検定を
切り替えるときと構文が似ていることに気付いてほしい。

```
12  #  対応づけのあるデータについては追加パラメータを利用する
13  wilcox.test(data3,data4,paired=TRUE)
14
15  Wilcoxon signed rank test
16
17  data: data3 and data4
18  V = 624, p-value = 0.003358
19  alternative hypothesis: true location shift is not equal to 0
```

対応のない 2 群を比較するときの、もう 1 つの便利なノンパラメトリック手
法は**コルモゴロフ‐スミルノフ検定**である。この検定は、試験群と対照群の分布

が似た形状の分布であるかどうかを問う。データの累積密度分布とともに示すこの検定の結果は、以前に示した QQ プロットと似て非常に直感的である。この種の検定と表示は、例えば細胞が基質から乖離するのに要する時間のような、ある基準に細胞が到達するまでの時間を測定したタイプのデータを解析するときによくみられる。これまでの検定で使ってきた 2 つのデータを再利用して R の `ks.test()` 関数を使ってみよう。

```
20   # data3とdata4を比較するコルモゴロフ-スミルノフ検定
21   ks.test(data3,data4)
22   Two-sample Kolmogorov-Smirnov test
23
24   data: data3 and data4
25   D = 0.4, p-value = 0.003018
26   alternative hypothesis: two-sided
27
28   # 累積密度関数を生成
29   cdf3 <- ecdf(data3)
30   cdf4 <- ecdf(data4)
31   # pdf ファイルを開く
32   pdf("ksplot.pdf")
33   # 結果をプロットする
34   plot(0, 0, type="l", xlim=c(0,1), ylim=c(0,1), xlab="Circularity",
        ylab="Cumulative probability")
35   lines(cdf3, lwd=2)
36   lines(cdf4, col="gray", lwd=2)
37   legend("topleft",legend=c("data3", "data4"), bty = "o", col=c("black",
        "gray"), lwd=2, bg = "white")
38   dev.off()
```

　データをプロットすることで、まず、データセットがどのくらい歪んでいるか明らかになる（図 5.5）。データが正規分布している場合には、**累積密度関数**は S 字を描くはずである。また、2 つの分布は互いに明白に異なっていることがわかる。コルモゴロフ-スミルノフ検定は 0.003 の p 値を算出し、それぞれの分布が異なっていることを示している。なお、このアプローチは正規分布に従うデータも扱えることも覚えておくとよい。

　測定値が連続値ではなく、離散的な名義尺度に属するデータのこともあるだろ

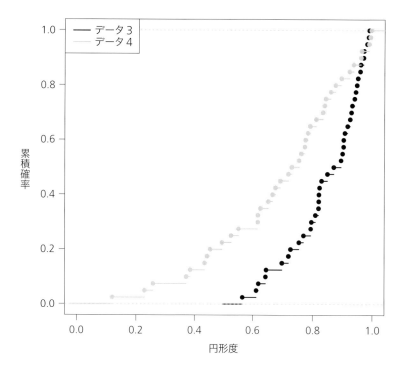

図 5.5　2 つの実験群における累積密度関数

う。古典的な例としては二値出力のデータであり、例えば分裂期と間期の細胞の
数の比率であったり、細胞集団の分裂指数などである。2 × 2 の分割表やカイ二
乗検定は独立性の検定に使える。以下の例で、2 × 2 の分割表を作ってみよう。
そして、分割表を眺めてから、`chisq.test()` を検定に使ってみよう。

```
1   data5 <- matrix(c(18, 460, 57, 466), byrow = TRUE, 2, 2)
2   rownames(data5) = c("Ctrl","RNAi")
3   colnames(data5) = c("Mitosis","Interphase")
4   data5
5       Mitosis Interphase
6   Ctrl 18 460
7   RNAi 57 466
8   chisq.test(data5)
9
10  Pearson's Chi-squared test with Yates' continuity correction
11
```

```
12   data: data5
13   X-squared = 17.318, df = 1, p-value = 3.161e-05
```

　上記のすべての検定は 2 つの実験群に適用している。2 群以上の比較をする場合は、これらの検定をただ繰り返してはならない。多重比較のための補正が必要であり、それがなければ第 2 種の過誤の確率が上がる。

3 群以上の比較

　正規分布している 3 群以上のデータに対しては、**一元配置分散分析**（one-way ANOVA）を行い、それに続いて 3 群以上を比較する事後検定を行う必要がある。ANOVA は群間に何か違いがあるかどうかを教えてくれるが、どの群に違いがあるかは教えてくれない。そこで**事後検定**（post hock test）を行うことで、どの組み合わせについて有意差があるかを見分けることができる。事後検定にはいくつかの方法が存在し、例えば**ダネットの検定**は、1 つの対照実験と多くの実験条件があるときに有用である。著者が好むのは**チューキーの事後比較**で、すべての群間組み合わせについて比較するため、ダネットの検定よりも保守的な結果となる。

　対照実験の RNAi 群とそれとは別の 2 つの条件群について、GFP の蛍光強度を測定した実験を想像してほしい。R を使って、「gfp」と「rnai」の 2 つの列を持った data6 という名前のデータフレームを作成しよう。これらの列はそれぞれ、蛍光測定値と、測定値を得た実験群の名称を格納する。

```
1    # 分散分析 (ANOVA) の実行
2    data6 <- data.frame(
3      gfp = c(294.9, 287.6, 195.2,
4        290.3, 309.7, 201.2,
5        291.1, 322.7, 203.7,
6        325.7, 301.7, 205.5,
7        302.2, 310.1, 196.4,
8        303.8, 297.5, 211.8,
9        297.1, 298.2, 209.8,
10       287.9, 292.5, 201.3,
11       311.9, 312.2, 191.5,
12       294.8, 284.8, 195.9),
13     rnai = factor(rep(c("ctrl", "sirna1", "sirna2"), 10)))
```

```
14    # データフレームの中身を閲覧
15    View(data6)
```

　次に**分散分析**（ANOVA）を行って結果を確かめよう。これは `aov()` 関数を使えばよい。この関数の引数はデータフレーム（data6）と比較したい列を指定する。ここで、`gfp ~ rnai` は「gfp」での値の変化が「rnai」の変数に依存するかどうか？　を意味する。

```
16    # 分散分析 (ANOVA) の実行
17    data6_av <- aov(gfp ~ rnai, data6)
18    summary(data6_av)
19        Df Sum Sq Mean Sq F value Pr(>F)
20    rnai 2 66156 33078 310.2 <2e-16 ***
21    Residuals 27 2880 107
22    ---
23    Signif. codes: 0 '***' 0.001 '**' 0.01 '*' 0.05 '.' 0.1 ' ' 1
```

　出力は有意差が「*******」であることを示している。これは p 値が 0 から 0.001 のときに表示され、出力されている表を見ると、p 値は $< 2 \times 10^{-16}$ であることがわかる。この出力は「rnai」の変数に依存した有意差が見つかったことを示す。ここで 3 つの RNAi 条件群の間でどのような違いがあるかを調べるために、**チューキーの HSD**（honestly significant difference）**事後検定**を適用することができる。

```
24    # チューキー検定の実行
25    data6_tukey <- TukeyHSD(data6_av)
26    # 結果の参照
27    data6_tukey
28    Tukey multiple comparisons of means
29    95% family-wise confidence level
30
31    Fit: aov(formula = gfp ~ rnai, data = data6)
32
33    $rnai
34                    diff      lwr      upr      p adj
```

```
35    sirna1-ctrl     1.73    -9.721109   13.18111   0.925785
36     sirna2-ctrl   -98.74  -110.191109  -87.28889   0.000000
37  sirna2-sirna1   -100.47  -111.921109  -89.01889   0.000000
38
39  #  もしくは違いをプロットしてみる
40  plot(data6_tukey)
```

チューキーの HSD 検定はデータセット内のすべての組み合わせに関して検定を行う。この例では、「sirna2」は「sirna1」や「ctrl」のいずれもと異なっている。「sirna2」が「sirna1」と異なるかどうかについては興味がなく、それら 2 つの処理が「ctrl」と異なるかどうかだけに注目しているという状況もあるだろう。この問題に答えるための別の方法は、**ダネットの事後検定**を使って「ctrl」を対照実験として指定することである。ダネットの検定は R の multicomp パッケージを使って実行することができる[訳注 12]。

訳注 12：コマンド install.pack ages('multicomp')でインストールする。

```
41  #  ダネットの検定。multicomp パッケージを使うのでインストールされていなかったら install.packages
       を利用する。
42  library(multcomp)
43  summary(glht(data6_av, linfct = mcp(rnai = "Dunnett")))
44  Simultaneous Tests for General Linear Hypotheses
45
46  Multiple Comparisons of Means: Dunnett Contrasts
47
48
49  Fit: aov(formula = gfp ~ rnai, data = data6)
50
51  Linear Hypotheses:
52                    Estimate Std. Error  t value  Pr(>|t|)
53  sirna1 - ctrl == 0    1.730      4.618    0.375     0.903
54  sirna2 - ctrl == 0  -98.740      4.618  -21.379    <1e-10   ***
55  ---
56  Signif. codes: 0 '***' 0.001 '**' 0.01 '*' 0.05 '.' 0.1 ' ' 1
57  (Adjusted p values reported -- single-step method)
```

分散分析のノンパラメトリック版としては**クラスカル-ウォリス検定**の後に**多重比較検定（ダン-ホランド-ウォルフ法）**を行う手法がある。下のスクリプト

の例では、2 種類の化合物を投与した際の細胞応答が測定されており、それを対照群（溶媒）と比較している。仮定として、これまでの経験から、私たちはこの細胞応答の測定値は正規分布しないことを知っているとしよう。あるいは別の仮定として、測定値が正規分布しているかどうか確信をもつには十分なデータが集められていないというものでもよい。ノンパラメトリックな手法はこのような状況での利用が適切であるが、これらは保守的であるため、パラメトリック手法に比べて検定力が低いということに気をつけてほしい。再度 R を使って、`krystal.test()` 関数を実行してみよう。

```
 1  data7 <- data.frame(
 2    response = c(6.0, 9.7, 5.8,
 3      6.0, 8.8, 6.5,
 4      5.7, 8.5, 5.9,
 5      5.6, 9.2, 6.0,
 6      5.9, 8.5, 5.6,
 7      5.9, 9.0, 6.1,
 8      6.3, 9.1, 5.9,
 9      6.0, 9.3, 5.0,
10      6.5, 9.0, 6.0,
11      5.7, 9.3, 6.3),
12    treatment = factor(rep(c("vehicle", "cpd1", "cpd2"), 10)))
13  # carry out the test
14  kruskal.test(response ~ treatment, data7)
15
16  Kruskal-Wallis rank sum test
17
18  data: response by treatment
19  Kruskal-Wallis chi-squared = 19.516, df = 2, p-value =
20  5.783e-05
```

p 値は 3 つの群間の違いがあることを示している。そしてダン - ホランド - ウォルフ検定（`dunn.test()`）は、どの群に違いがあるかを示す[訳注13]。

訳注 13：dunn.test のパッケージをインストールするコマンドは `install.packages('dunn.test')` である。

```
21  # dunn.test を読み込む。インストールされていない場合は install.packages を利用する。
22  library(dunn.test)
```

```
23   dunn.test(data7$response,data7$treatment)
24   Kruskal-Wallis rank sum test
25
26   data: x and group
27   Kruskal-Wallis chi-squared = 19.5161, df = 2, p-value = 0
28
29
30                       Comparison of x by group
31                            (No adjustment)
32   Col Mean-|
33   Row Mean |    cpd1        cpd2
34   - - - - - +- - - - - - - - - - - - -
35       cpd2 |  3.813029
36            |  0.0001*
37            |
38    vehicle |  3.838534   0.025505
39            |  0.0001*    0.4898
40
41   alpha = 0.05
42   Reject Ho if p <= alpha/2
```

　化合物 1 （cpd1）への応答は対照群（溶媒、Vehicle）や化合物 2 （cpd2）と
異なることがわかる。

さらに複雑な実験計画

　ほとんどの実験では 1 つの事項について測定し（**応答変数**と呼ばれる）、さら
に大抵は 1 実験あたりで 1 つの事項（**説明変数**）を変化させ、その変化が与え
る影響について試験するように設計される。しかしながら複数の説明変数が使わ
れるような、複雑な実験計画を立てることも可能である。例えば、1 つの対照群、
3 つのノックアウト細胞株について、ある薬剤に対するそれらの細胞の応答（2
条件の濃度プラス対照実験）を測定する場合である。単一の定量的な応答変数が
測定されるため、**一変量モデル**が適用できる。説明変数は名義尺度であるので（細
胞株や薬剤処理は固定）、**二元配置分散分析**（two-way ANOVA）モデルがデー
タを解析するのに適切である。この方法は 2 つの説明変数が独立に効果をもつ
かどうか、「さらに」それら説明変数間に相互作用があるかどうかを検査する。

　他の実験設計の仕方としては、多群間での対応のある測定や、2 つの群で行う

複数の測定などがある。これらの実験計画は**反復測定分散分析**（repeated-measures ANOVA）で解析できる。ただし、このような実験設計は細胞生物学ではまれである。これらは動物を使った実験、つまり同じ個体に異なる濃度の薬剤を別の日に投与するような実験の解析においてよくみられる手法である。

データの問題

　現実に得られるデータは、教科書の例に必ずしも従わない。理解しやすくするため、またはこれまでに述べた統計手法を実施するために、データを変換する必要があるかもしれない。このときさまざまな変換方法が実行可能である。ここでは**縮尺変換**、**正規化**、**再表現**、**標準化**などについて述べる。

　データの縮尺を線形、つまり $f(x) = a + bx$ に従って変換することで、x は意味のある尺度になることがある。例えば、画像のピクセルをマイクロメートルのような現実世界の値に変換できる。

　データによっては、データの中の最小値と最大値、もしくは測定機器の動作範囲に従って $f(x) = (x - x_{min})/(x_{max} - x_{min})$ とする縮尺の変換が必要になることがあるかもしれない。これらの値は [0, 1] の範囲の集合になるが、もし百分率（パーセンテージ）として表現したほうが理にかなっているならば、さらに [0, 100] の範囲に縮尺を変換する。このようなデータの縮尺変換は後々の操作、例えば主成分分析などにおいて、異なるデータセットが似たような縮尺であることを必要とする場合に重要である。

　正規化についてはいくつかのやり方が可能である。一変量モデルに当てはめるために、データをある独立した内部測定値で正規化する必要があるかもしれない。例えば、一細胞あたりの点の数など、何らかの特徴の具体的な数を測定したとしよう。点の数は細胞の大きさに従って増加するかもしれないし、また実験処理により細胞の大きさも変わる可能性がある。異なる細胞を比較できる測定値にするため、1 細胞あたりの点の数は細胞面積で割ってもよいかもしれない。

　また別の例としては時系列実験がある。ここでは、例えば細胞に薬剤を添加した際の蛍光測定を想定する。時系列の蛍光測定では、薬剤を加える前の基準値（ベースライン値）で正規化し、F/F_0 を算出することができる。

　実験ごとにばらつきがあるために、それぞれの実験を比較するうえで、対照実験の値による正規化が必要となるデータが出る可能性がある。この場合には、それぞれのデータ点を対照実験の値の平均値で割る。このため対照実験の値はすべての実験で平均が 1 になり、他の実験群の値は対照実験の値を基準とした倍率

で示されることになる。

　データの正規化をする際に気をつけるべきことは、うっかり**偽相関**（spurious correlation）を生成してはいけないということである。細胞から x、y、z の 3 種類の測定値が得られる実験を想定してみよう。2 つの蛍光測定値 x と y があり、z は細胞の大きさに関する測定値とする。x と y に何も相関がない場合を考えてみよう。それらは完全に独立なシグナルである。しかしながら、z を使って正規化し相関を見てみると、突然その 2 つは相関を示すのである！　このことは少し考えてみれば理解できるだろう。

　x と y を z で割ることで、x と y は同じ尺度に変換される。大きな値の z は、x と y の両方を小さな値に変換し、逆もまた同様なので、人為的な相関を生み出してしまうのである。

　さて、もしデータの分布が強く歪んでいたら、値を対数変換して正規分布にすることもできる。これはパラメトリックな統計手法をデータに施すことが可能になる、ということであり、対数尺度で「再表現」するということになる。チューキーはデータセットを再表現するための変換の「梯子」と、この「梯子」を昇ったり降りたりする際に歪度の確認することを提唱している[26]。

　最後は標準化である。データは標準化することができ、$f(x) = (x-\mu)/\sigma$ によってデータの標準得点が得られる。これは z 得点と呼ばれ、この変換は効果量の計算とスチューデントの t 検定における t 検定量に関係している（下を参照のこと）。z 得点は、例えば、大規模スクリーニングやプロテオミクスデータセットなど、異なる実験間で比較する測定値が多数あるときに重宝する。

　個別のデータ点が「間違いに見える」もしくは解析を歪ませているような場合には、何ができるだろうか。取得した生データの描画は「外れ値」があるかどうかを見極めるのに役立つ。もし 1 つの（もしくは 2、3 の）他から遠く離れたデータ点を見つけたら、それは外れ値かもしれない。初めに確認すべきことは、データの測定や記録において間違いがなかったかどうかである。この確認をしても、修正できる明らかな問題がない場合には、次にそのデータ点を取り除くことを注意深く検討する。ただし大抵の状況では、実験で得られたどんなデータ点も取り除かないことが最良である。実験を計画する際に、あらかじめ異質な点を取り除くルールを設定することはよいが、データを取得した後に新しいルールを創作するのは好ましくない。外れ値を扱う際の 2 つの常套手段は、Q3 + 1.5 × IQR より大きいもしくは Q1 − 1.5 × IQR より小さいときにその値を取り除くというものである[訳注 14]。ウィンザー化といった他の手法もあるが、これらは気をつけて

訳注 14：IQR については表 5.2 を参照。

利用する必要がある。定義からいって誤ったデータ点はほんの少しであり、それらの影響はより多くのデータを集めることで最小化されるからある。

p 値について

p 値の実際の意味

　これまでの統計検定で p 値が言及されてきたが、p 値とは実際どのような意味をもつのだろうか？　統計の手ほどきを受けたことがなければ、p 値の定義は謎めいて聞こえる。しかし、正確な定義といい回しはとても大切であり避けて通ることはできない。ここに著者の見解として p 値の正確な定義を述べる。p 値は、「帰無仮説が正しい場合に」同等かより極端なデータを得る確率である。二群（対照群と処理群）の測定をすることを想定しよう。処理群の測定が対照群の測定よりも大きい場合を考える。もし、対照群と処理群の間に実際には差がなかった場合、この差（もしくはさらに極端な差）がふたたび起きる確率はどのくらいだろうか？　p 値は 2 群の測定値の差の大きさとともに、測定値のばらつきにも依存することに気をつけよう。もしデータがかなりばらついているならば、対照群と処理群の大きな差は起こりえなくはない。一方で、データのばらつきがわずかであれば、小さな差であってもありえそうにないだろう。

　p 値についての他の定義の仕方も聞くことがあるかもしれない。例えば、

● 小さな p 値は大きな効果を意味する、もしくは
● p 値は帰無仮説が間違いである可能性を教えてくれる

　これらは（そして他も）正しくない。なぜ正しくないのか理解できなかったり、こんな仔細なことは重要でないという人は、p 値に関する 12 の誤解についての記述を含む、スティーブン・グッドマンの記事を読むべきだ[27]。読者はこれから統計検定を何度も使うことになるであろうが、検定が何を教えてくれて、何を教えてくれないかを理解することはきわめて重要である。

　定義すること、理解することが難しいのと同様に、p 値には議論の余地がある。p 値の考案者であるロナルド・フィッシャーは「有意」であることを判別するために任意の水準（< 0.05）を提案した。

　しかし、これはあなたの実験結果が $p = 0.0499$ で疑うまでもなく正しく、$p = 0.0501$ で価値がないというような魔法の値ではないことに十分気をつけることが大切である。実際、$p = 0.05$ で**偽発見率**（false discovery rate, FDR）は

少なくとも 29％である[28,29]。このことは水準を 0.005 に再定義すべきであるという提言にも至っている[30]。

統計的有意 vs. 生物学的有意

　細胞生物学では統計的に有意であることよりも、生物学的に有意であることが関心の対象である。つまり、とても小さい *p* 値を得ることがあり、それは「統計的有意」をもたらすが、その差自体は「生物学的有意」ではないかもしれない。このような現象は、統計検定で非常に大きな標本が使われる場合に起きることがある。

　以下の例で考えてみよう。共同研究者から膜脂質成分を変化させる新しい薬剤を受け取った。この脂質成分の変化が細胞核の大きさを変えるかどうかを確かめたいとする。そこであなたはこの薬剤を投与して、細胞核の直径を顕微鏡を使って測定し、その結果を不活化化合物で処理した細胞のものと比較した。対照群は平均 5.011 µm、化合物で処理した細胞は平均 5.019 µm であった。*n* が 3 のとき、*p* 値は＞0.05 であった。そこでこの実験を何度もたくさん繰り返した。すると平均値は同じだが、*p* 値は 0.0002 を得た。この差は統計的に有意である！おめでとう！　しかし、生物学として、これは何を意味するのであろうか？　平均的に、処理群の細胞核は直径が 8 nm 程度大きかった。百分率としての変化は＜0.2％である。これは生物学的な感覚からいえば有意とはいえない。

　ここで覚えてほしいことは、生物学の慣習として *p* ＜0.05 は実験に「効果あり」を意味するものの、データを解釈する際に *p* 値のみに頼ってはいけないということである。

　これは合点がいくのではないか？　*p* 値に頼ってはいけない。そして *p* 値は、私たちの観察している現象が、偶然起きた現象ではない確率だけを教えてくれる。しかし、このことは 1 つ問題を残す。生物学的有意性はどうやって評価すればいいのだろうか？

　上記の例では要点を明確にするため故意に極端にしているが、細胞核における 8 nm の変化はとり立てていうほどのことではないことがわかる。では、どのくらいだったらよいのだろうか？　これは難しい問題であり、簡単な答えはない。効果量と検定力分析が手助けになるが、生物学的有意性を判別するには、最終的には実験的な裏付けが必要となる。

効果量

　多くの実験では、効果が得られることが既知であり、その効果は有意であるこ

とがわかっている。ここでは、p 値はそんなに有益ではない。われわれが本当に知りたいことは、効果の量はどのくらいか、である。これは**パラメータ推定**と呼ばれ、効果量の推定とその推定の不確実性を見積もるものである。2 つの標本に関する効果量を見つけるための一般的な方法としては、**コーエンの d** を用いるものがある。もし 2 つの標本が正規分布しており、似た分散をもっているのならば、効果量は単純に試験標本の平均から対照標本の平均を引き、標準偏差で割ることで得られる。コーエンの d で指標となる値としては、0.01 はとても小さく、0.2 は小さく、0.5 は中ぐらい、0.8 は大きく、1.2 はとても大きく、2.0 は巨大というものだ[31]。d の解釈は実験結果の質や、同種の結果に関するそれまでの経験に依存するため、これらの値は単なる指標ではある。

　他のアプローチとして平均値の差や 95％信頼区間を報告する場合もある。**ブートストラップ**[原注4] を使って計算される**偏り補正・加速法**（bias-corrected accelerated, **BCa**）による信頼区間を用いるアプローチはこれを行うための正しい方法である[32]。これらのアプローチ（**推定統計**という名がついている）が強調するのは p 値ではなく差の強度であることから、「新しい統計学」と呼ばれている[33]。

原注 4：ブートストラップはデータセットの値をランダムに置き換えながら繰り返し抽出する計算手法である。BCa 信頼区間を生成するためにも用いられる。再抽出したデータについての歪度と偏りは算出中に修正される。

鉄の掟

- よい実験計画が肝要。
- 正しい統計の手続きを踏むこと。
- 使っている統計検定の詳細と n を必ず報告すること。
- 科学的な問いの観点を忘れないこと。目標は科学的な問いに答えることであり、確かな統計学をやり遂げることではない。
- p 値に頼りすぎないこと、そして新しいアプローチも受け入れよう。

コーディング

6

どこから始めるか

　コーディング^{訳注1}を始めるにあたって1番の助言は、「まずはとりかかれ！」である。

　まず、あらゆる基本をしっかりと理解するために、コーディングの講習に参加するという決断もありかもしれない。あるいは図書館から参考になる本を借りてくるという手もあるだろう。もっと簡単に、他の人のコードを単にコピー＆ペーストし、そこから学ぶという手もある。計算機でのプログラミングを学ぶ手段は膨大にあり、コーディングをしないことへの言い訳はできない。何があなたにとって合っているかはともかく、とりあえず始めてみることだ。

　とりかかるための1番の原動力は、どんなアプローチをとるにせよ、解決する必要がある実際の課題を自分でもつことである。次に行う実験で得られるデータのためにどのようにコーディングするか考えてみたらよい。あるいは少なくとも、手作業の解析で得た大量の数値を、コーディングで処理してみたらどうだろうか？

訳注1：coding は、ここではタイトルにもなっているのでコーディングと訳したが、似た意味をもつ英単語としては他に、programing、scripting などがある。ほぼ同じ作業を指すが、ニュアンスが異なる。プログラミング（programming）とは手順などを書き下して配置することがもともとの意味で、なんらかのプログラムを作成する作業の全般を指す。例えば、実行に必要なプログラム本体以外のさまざまな環境の設定を自動化したり、といったことも含まれる。コーディング（coding）はプログラミングの作業の一部分である。プログラミング言語で機械が行うべき計算を指示してコードを書き下す行為そのものを指す。スクリプティング（scripting）は、プログラミングと似ているが、ちょっとしたことを書き留める作業がもともとの意味で、プログラミングでは実行前にコードをコンパイルする必要があるのに対して、スクリプティングによるコードは、インタプリタと呼ばれる機能により直接実行され、コンパイルの必要がない。

基本的な考え方：作業工程、再現性、利点

　この本のはじめのほうで述べた通り、目標は再現性のある解析をするためにコードを書くことである。この言葉が意味することは例えば、

- 生データが読み込まれ、処理され、出力を生成するという過程を経ること。
- 出力結果は一時的で処分可能な存在であるべきで、それにより解析はいつでも再実行、再出力できるようになる。
- 手作業の部分はなるべくなくすこと。
- コードは 1 つのソフトで実行することが理想である。もしそれが不可能ならば、他のパッケージとの間をシェルスクリプトなどで自動化することもできる。

　最初から再現性も考慮して解析コードをデザインする。これが最良の習慣である。たとえ他の人とコードを共有することを考えていないとしても、将来、自分の仕事を自分自身で再現したり、拡張したりすることを可能にする。

　解析がまったくとるにたらないものでない限り、解決策をプログラムすることは常に好ましいことである。時間の節約になるだろうか？　そう、節約になるのである。特に最初は、何かをプログラミングすることでより時間がかかるかもしれない。しかしながら、手作業で実行するときにかかる時間と、その解析を行う頻度によっては、プログラムで解決することで結局は時間の節約になるであろう。仮にそうでなかったとしても、ともかくコーディングによって解析を行うことには以下の利点がある。

1. **頑健性**：自動化の意義としては、人間（あなた！）が間違いを起こす機会を減らしてくれる。これは特に、解析が複雑で 3 つ以上の処理ステップを要したり、繰り返し処理が必要だったりする場合に当てはまる。
2. **再現性**：結果をダブルチェックするために解析を再実行することができる。データ点は不正確に記録されてしまったものかもしれない。解析コードがあれば、そのデータ点を修正してから簡単に解析を再実行することができる。
3. **再利用性**：そのコードを使って他の誰かが自分のデータの処理や解析を再び行うことができる。さらに、そのコードを改変して新しい機能を付け加えることもできる。実のところ、その「他の人」とは、次の実験データを解析しようとしている自分かもしれない！
4. **監査性**：手作業の解析を実行して、そこに誤りがいつのまにか紛れ込んだとしても、それを見つけるのは難しい。一方で、コードであればそれを検知しやすい。
5. **学習性**：コーディングとは習慣にするということであり、コーディングをす

ればするほど得られることも多くなり、多くのことを学べるようになるものだ。つまり、将来あなたが書くコードはよりよく、より速く、より読みやすくなるということだ。

実験作業に慣れている科学者は、解析をプログラミングをするよりも、手作業で行うことを好む傾向にあると私は感じている。これは彼らが繰り返し作業の単調さに鍛えられ、大量の作業が大抵の問題を解決してくれるという状況設定に慣れ親しんでいるからではないかと私は考えている。手作業の解析のほうが速いとか、プログラミングによって作業の速度が遅くなるといった考えにだまされることのないように。長期的に見たとき、手作業の解析がプログラムより速いということはほぼありえず、同時に、手作業はより多くの誤りを引き起こしやすいことも確かだ。プログラミングは誤りを減らし、再現性を保証し、時間を節約する。あなたの科学研究をより速く進めるものである。

コマンドラインの習得

プログラミングの経験があったり、すでにだいぶコンピュータの知識をもっているのでなければ、コマンドラインに対する「恐怖」を克服する必要がある。長い年月の間、GUI（グラフィカルユーザーインターフェイス）を通じてコンピュータを動かしているとなれば、そうした科学者の中にはテキストプロンプトによってコンピュータとやりとりすることへの恐怖心が育っている人もいるかもしれない。

コマンドラインの使い方の習得が必要である理由は 2 つある。第一に、GUIで動かすコンピュータはたかがしれている。コンピュータに可能なことのうちほんの少しのことしかできないのである。いくつかのテキストコマンドを学ぶだけで、自分の研究に大きな可能性を開いてくれるはずである。第二に、データを解析するためにコンピュータでプログラミングをするということは、キーボードをたたいてコマンドをタイプするということであり、プログラミングを学ぶうえではコマンドラインを使ってみることがよい勉強になる。そう、コマンドラインによってコンピュータの中身を壊滅的な状況にしてしまう可能性がないとはいえないが、コマンドラインによって何が実行されているかを理解し、常識的に運用している限り問題はない。そもそもコンピュータは、極端なことを実行する場合には本当に実行してよいか、大抵は再確認してくれる！

Mac のターミナルというアプリケーションか、Linux の同等のアプリケーションを開いてみよう。なお、出てくるコマンドラインはシェルとして知られており、大抵の設定では Unix のシェルである Bash というプログラムを使っている[訳注2]。ちなみに Windows で動いているコンピュータでも cygwin や Linux のサブシス

訳注 2：Git for Windows というアプリケーションをインストールすることでも Bash のコマンドラインを使うことができる。https://git-scm.com/download/win からダウンロードできる。

テムをインストールすることで、これらのコマンドを利用することが可能である。次のコマンドを試してみよう。

```
1    echo 'Hello World!'
```

　これは次の行に「Hello World！」と表示させるコマンドである。すべてのコマンドを再度タイプするのは厄介であるが、幸いにも、上カーソルキーを押すだけで直前のコマンドが現れ、エンターを押せば同じコマンドを再度実行できるようになっている。さらに、`history`（コマンド履歴の機能）を利用することでこれまでに実行したコマンドのリストを見ることもできる。このリストにはコマンドごとに番号が振ってあり、342 番目のコマンドをもう一度実行したければ、`!342` と入力することでそのコマンドを実行することができる[訳注3]。

　コマンドラインを立ちあげると、何か特殊な設定をしていない限り、ホームディレクトリにいることだろう[訳注4]。ホームディレクトリは `Users` というディレクトリにあり、それはさらにルート（`root`）ディレクトリの下にある。コマンドラインでは、プロンプト（コマンドを入力する行頭のカーソル）の前に現在位置するディレクトリが表示される[訳注5]。今いるディレクトリから別のディレクトリに居場所を変更するには、`cd` コマンドを用いる。例えば、Desktop ディレクトリに移動するには `cd Desktop` とタイプする[訳注6]。これは Desktop がホームディレクトリの下にあるため上手くいく。これで、Desktop に移動したことになる。そこで `cd Downloads` と打ったところでダウンロードディレクトリには移動できない。なぜならこのコマンドは「Desktop の下にある Downloads へ移動せよ」という意味を持ち、デスクトップの下に Downloads というディレクトリを作っていなければ、そこにはディレクトリがないから、行くことはできないのである。しかしながら、いくつかの方法を使うことで、ホームディレクトリ下に大抵の場合すでにある Downloads ディレクトリへ移動することができる。

- 相対パスを使う：1 つ上のディレクトリ（ホーム）に移動し、次にその下の Downloads ディレクトリに移動するには `cd ..` とタイプし、`cd Downloads` とする。あるいはこれらを 1 つに組み合わせて `cd ../Downloads` とタイプする。現在のディレクトリは `./` であり、1 つ上は `../` またさらに上には `../../` となる。
- 絶対パスを使う：完全なパスを使ってディレクトリを変更する。例えば、`/Users/YourName/Downloads` など（`YourName` の部分は使っているコンピュータの設定による[訳注7]）。Bash ではホームディレクトリをチルダで置

訳注3：ターミナルで `history` を実行してみるとこれまでのコマンド履歴が番号を振って現れるので、その番号を ! を使って指定すると再実行できる。

訳注4：コンピュータのファイル構造は、ディレクトリ（フォルダ）の下にさらにディレクトリがある、という形で階層状に構成されているが、コマンドラインを使うときは必ず、どこかのディレクトリで操作を行っている。そのためコマンドラインを使うときはどこにいるかを常に意識する必要がある。

訳注5：この表示はコンピュータの設定によって異なるので注意する。

訳注6：現在、Desktop のすぐ上のディレクトリにいる場合。

訳注7：パスとは住所のようなもので、ファイルやディレクトリが置かれている場所を示す。

き換える「**チルダ拡張**」を使うこともできる（例えば、cd ~/Downloads）。

もし現在どこにいるかわからなければ、pwd とタイプすることで現在の作業ディレクトリが表示される。ホームディレクトリへ移動するときは cd ~ とすればよく、ルートへいくには cd / で移動する。

現在のディレクトリの内容を表示するには ls を使う。試してみてほしい。また、コマンドラインでのほぼすべてのコマンドは**フラグ**を使うことで機能を変更したり追加したりできる。フラグは、ハイフン(-)もしくは連続したハイフン(--)に続いて書かれ、それによりコマンドの初期設定が変更される。例えば、ls は初期設定では可視化されているファイルとディレクトリを表示する[訳注8]。フラグをつけて ls -a とすると、隠されたものも含めたすべてのファイルを表示させることができる。フラグはハイフンの後でつなげることもでき、ls -ltr は ls -l -t -r と同義である。

ディレクトリを作成して、いくつかのファイルを操作してみよう。以下の行を自分のターミナルで実行してみよう。# で始まる行はコメントである。コメントの行は実行されない。コードを読む人へ実行内容を説明するための便利な方法である[訳注9]。

訳注8：Windows のエクスプローラーやMacのファインダーと同じように、通常、設定ファイルなどは「隠しファイル」ないし「隠しフォルダ」と呼ばれ、表示されないようになっている。

訳注9：以下の GitHub のサイトからスクリプトをダウンロードして使う場合は、ファイルを実行すると1行ずつ命令が実施され、リターンキーを押すごとに命令が進むようになっている。https://github.com/miura/TheDigitalCell/tree/master/6_Coding

```
 1    # デスクトップへ移動
 2    cd ~/Desktop
 3    # ディレクトリの作成
 4    mkdir my_folder
 5    # 作ったものはあるか？
 6    ls -d */
 7    # my_folder へ移動
 8    cd my_folder
 9    # 何をしているかを確認するために、my_folder をファインダーやそれと同等のもので表示
10    # 2つのテキストファイルを作成
11    echo "Is this the real life?" > a.txt
12    echo "Is this just fantasy?" > b.txt
13    # a.txt と b.txt の2つのファイルが作成できたことを確認
14    ls
15    # それら2つを結合
16    cat a.txt b.txt > c.txt
17    # 結合したファイルの中身を less コマンドで表示する。q で中身の表示を終了
```

```
18   less c.txt
19   # ファイルを nano というエディタで編集することも可能で、その場合 ctrl ＋ x で終了
20   nano c.txt
21   # 作ったファイルを現在いるディレクトリ外のデスクトップへコピーし、名前を変更
22   cp c.txt ../d.txt
23   # 今度はデスクトップ上のファイルを作成したフォルダへ移動
24   mv ../d.txt d.txt
25   # rm コマンドでファイルを削除することも可能
26   rm a.txt
27   # またすべてのファイルを削除し、フォルダを削除することも可能
28   cd ~/Desktop
29   rm my_folder/*
30   rmdir my_folder/
```

　アスタリスク^{訳注10}は便利である。それは大抵の場合「何でも」（ワイルドカード）を意味する。つまり、`*.tif` は、`1.tif` でもあれば `reallyLongName.tif` の意味でもある。上で紹介した `ls` や `rm` と一緒にどのように使うか見てみよう。アスタリスクや空白、特定の文字は制御記号として特別な意味をもつため、コマンドがそれらの文字を必要とした場合、制御記号として認識されることを**避けなければならない**。例えば、空白を含んだフォルダ名（`my folder`）は `cd my folder` としたときに問題を起こすので、バックスラッシュを使って `cd my\ folder` としたり、引用符を使って `cd 'my folder'` と表し、空白が制御記号として認識されることを避ける。

　パイプ文字（|）はコマンドラインでとても有用である^{訳注11}。パイプを使えば、プログラムによる出力値を直接、別のプログラムの入力値として渡すことができる。`grep` というプログラムを例に説明しよう。以下のようにパイプと `grep` を使うと、シェルの実行履歴をすべて見返さなくても、探したい行を引き出すことができるようになる。

```
1   history | grep echo
```

　このコマンドを実行すると、`history` の出力はターミナルには吐き出されず、**パイプでつながれた**プログラムの `grep` へと流し込まれる。`grep` は、ある文字列を含んだ行、例えば今回の場合であれば、`echo` を含んだ行を探し出してくれるプログラムである。つまりこのコマンドを実行すると、この節で実行

訳注 10：アスタリスクとは、記号「`*`」のこと。

訳注 11：パイプは配管としての意味で、以下のようにコマンド同士をつなぐ。

した例や、これまで echo を呼び出したことがあればそれらのコマンドの文字列がターミナルに表示される。パイプは、複数のプログラムを連結させることでとても強力な処理を実現するのである。

　上に示したパイプの例は、以前に実行したコマンドをすばやく見つけるための方法である。このように履歴を検索するための方法は他にもあり、ctrl＋r を使う方法も便利である。また別の秘訣としては例えば、

- タブは自動補完に使える^{訳注 12}。これは長いファイル名をタイプしなければならないときに、とても便利である。
- ctrl＋w は、カーソルの位置から左方向にある空白までを削除する。
- ctrl＋k は、カーソル以降のすべてを削除する。
- alt＋クリック（opt＋shift＋クリック）は、カーソルをクリックした位置へ置く（Mac において）。
- ctrl＋c は、実行中のコマンドを中断する。プログラム実行中、間違ったことに気がついたときに便利である！
- ファイルやフォルダをファインダーからターミナルへドラッグすると、絶対パスをコピーする。

　もしあなたが Mac ユーザーならば、コピー、カット、ペーストのような重要なショートカットのためにコマンドキーを使うことに慣れているだろう。シェルでは、ctrl はさらに強力なキーとなる。例えば、エディタの nano を終了する際に、^X を実行するように表示されるが、これは ctrl＋x を押すという意味である^{訳注 13}。

　次に、コマンドラインで実行できるいくつかの便利な例を示していく。
　すべてのファイルを自分のドキュメントディレクトリからサーバ上の共有フォルダへ再帰的に^{訳注 14}コピーする場合は、以下のコマンドを用いる。

```
1    rsync -trv ~/Documents/ your_share/Backup
```

　すべてのサブフォルダを含んだドキュメントの内容がサーバ上の自分の共有ディレクトリ内にある Backup ディレクトリへコピーされる。タイムスタンプはそのまま保存され（-t）、コピーは再帰的に行われ（-r）てフォルダとサブフォルダがコピーされ、その経過も出力される（-v）。定期的に実行してよい便利なコマンドである。手元のコンピュータから削除したものでも、すべてサーバ上には残っており、新規の、もしくは更新された手元のファイルがサーバ上へコピー

訳注 12：コマンドの入力途中でタブキーを押すと、候補となるコマンドが補完される。

訳注 13：Mac のターミナルで nano とタイプするとエディタの nano が起動する。ウィンドウ下部に、ここで説明しているショートカットが表示されている。

訳注 14：ここではコピーするディレクトリの中身もすべてという意味。

される。コピー元ディレクトリの最後にあるスラッシュに注意してほしい。これは「このディレクトリの中身をコピーせよ」を意味し、「このディレクトリと中身をコピーせよ」ではない。

　2 つのフォルダの中身は同一だろうか？

```
1    diff -rq ~/Documents/ your_share/Backup/
```

　このフラグは、2 つのフォルダ内容の比較を再帰的に、かつ簡略した出力内容（検出された違いを表示せず、違うかどうかだけを表示する）で行うように指定する。他にも例えば、`--exclude＝'*.DS_Store'`とすることで、邪魔になるような Mac 特有の隠れファイルを比較から除外することもできる。

　`tif` 拡張子のついたファイルの再帰的な検索は次のようになる。

```
1    find . -name '*.tif' -print
```

　ファイルが見つからない？　フォルダの中にたくさんフォルダがありすぎる？そのようなときに、ディレクトリの中にあるすべてのファイルとフォルダの名前をテキストファイルに書き出すには次のようにする。

```
1    ls -F -R>list.txt
```

　最後に、ある関数を含んだすべての ImageJ のマクロを探してみよう。これはその関数の名前は思い出せるが、どうやってそれを使ったか、どのマクロ内にあるか思い出せない場合に役に立つ！

```
1    grep -rnli ~/Documents/my_macros/ -e ij.measure
```

コーディングにとりかかる

　これまでに議論したように、この本は Fiji/ImageJ と RStudio/R に焦点を合わせている。ImageJ のマクロや、R のプログラム言語は習得が容易であり、また、そこで使われる言語は多くの面で他のプログラム言語と共通の特徴を備えている。そのため、変数、文字列、配列、演算子などを理解することは、将来、他の

プログラム言語を学ぶときにも役立つ。後に他のプラットホームや言語に移りたいと思った場合にも、容易に移れるようになるはずだ。さまざまな機能の名称はそれぞれの言語で多少異なるだろうが、プログラム言語の「規則性」について理解できていれば、ちょうど新しい話し言葉を学ぶときのように、言語間の類似性や相違点について少し考えるだけで理解できるようになるはずである。

コマンドラインを習得し、ImageJ と R でコードが書けるようになったら、他のプログラミング言語を試したくなるかもしれない。Python は強力な高水準プログラム言語（高級言語）であり、スクリプト作成や数値解析に使うことができる。ImageJ を Python から制御することも可能である。細胞生物学者に有用な他の言語としては C++、Perl、MATLAB、Igor Pro がある。

ここではコーディングを始めるためのごく基本のみを扱う。膨大な数の入門書やチュートリアルがオンラインで入手可能であり、熟練したプログラマーになるのを助けてくれる。探して使ってみることだ。

変数と文字列

変数とは、変化することができる実体である。この実体は、**数値**でも**文字**でも、**ブーリアン**でもよい^{訳注 15}。文字変数は一般に**文字列**（strings）と呼ばれる。変数には名前が与えられるが、それは参照されるためである。変数はコンピュータ・プログラムを動的にさせる。変数が変更されたときでもプログラムはその変更された変数と一緒に実行され、クラッシュしない。名前のつけられたある変数に、ある値を与える操作は**代入**として知られている。

訳注 15：ブーリアンは真 / 偽など、二値のどちらかをとるデータ型で、論理型とも呼ばれる。

ImageJ マクロ言語での単純な例は次のようになる。

```
1   xvar = 2;
2   yvar = 4;
3   result = (xvar + yvar) * yvar;
4   msg = "The result is ";
5   print(msg,result);
```

また、R では以下となる。

```
1   xvar <- 2
2   yvar = 4 #   割り当てる操作には <- や = を使う
```

```
3   result <- (xvar + yvar) * yvar
4   msg <- "The result is "
5   print(msg)
6   print(result)  # 必要があれば一緒に表示することもできる
```

どちらの場合も xvar と yvar は数値変数であり、msg は文字列である。これらの例では、変数は変更可能であるが、動的ではない[訳注16]。動的に使われる状況として、例えば画像からとってきた値を変数に代入することがある。これらの値が何であるかは前もってわからず、プログラムによって「**動的**」に割り当てられる。例えば、R で以下のスクリプトを実行してみよう。

訳注16：ここでの動的とは固定した値ではなく、プログラムの状況に応じて異なった値になるという意味。

```
1   xvar <- runif(1,0,100)
2   xvar
```

そして再度、同じコードをそのまま実行してみよう。xvar の値が変化したことがわかるだろう。このスクリプトを実行する前には、xvar が具体的に何の値になるかわからない（分かっているのは、値が 0 から 100 の間の何かであるということである）。xvar の値は、プログラムが実行されるときに動的に割り当てられる。

配列とベクトル

変数の集まりは ImageJ では配列として、R ではベクトルとして参照される。内容を動的に割り当てることができるためこれらは便利であり、また、インデックス（通し番号）によって並べられるため、それぞれの要素はインデックスを使うことで呼び出すことができる。R では他にも、リスト、行列、データフレームを含んだいろいろなデータ構造がある。これらのデータ構造はいずれも、コードを書くときにとても便利である。例えば、

```
1   # ベクトルの簡単な例
2   x <- c(3, 5, 1, 9, 0)
3   # 3番目の要素を表示
4   x[3]
5   # ここで元の値の代わりにいくつかのランダムな値を割り当てる
6   x <- rnorm(10,10,2)
7   # 1番目以外のすべてを足し合わせる
```

```
8    sum(x[-1])
9    # 最後の 2 つのコマンドを再度実行し、値が変わったことに注目する
```

3 番目の要素を表示するときには、`x[3]` が用いられている。R は 0 ではなく
1 を起点としたインデックスを振っている。注意しておくと、多くのプログラム
言語は 0 を起点としてインデックスを振るので、この違いが言語を切り替える
ときに問題となることがある。ImageJ はほとんどの場合、0 を起点としている
言語であるが（次の節でわかる）、画像スタックとハイパースタックはこの慣習
を破っているので注意が必要だ。画素の xy 座標と画素値は 0 からインデックス
が割り振られているが、他の次元（C、Z、T：それぞれ C：チャネル、Z：高さ、
T：時間を表す）は 1 が起点である！

ループ

ループ（繰り返し）はすばらしく便利だ。ループが完了し、プログラムが次の
命令に進めるようになるまで、小さなコードのかたまりを何回も何回も繰り返し
実行することができるようになる。ループは配列、ベクトルやリストを処理する
のにとても便利である。ImageJ マクロ言語では次の 3 つの形式がある。

1. `for` 文：コードは事前に決めた回数だけ繰り返し処理を実行する（例えば、
   ディレクトリの中のすべての画像に対して 1 回ずつなど）。
2. `while` 文：コードは特定の条件に合致している間だけ実行される。
3. `do-while` 文：コードは一度実行され、そのあと特定の条件に合致してい
   る間繰り返される。

これら 3 種類のループ処理の ImageJ での例を挙げる。
実行されるコードは中カッコ {} で閉じられている。`for` の記述はセミコロン
で分けられた 3 つの構成要素―変数の初期化；ループを脱ける条件；変数の増
分をもつ。

```
1    // for ループの例
2    for (i=0; i<10; i++) {
3            j = 5*i;
4            print(j);
5            }
```

このループ処理では変数 `i` に 0 を代入してその変数を初期化する。コードを

実行し、ループを離脱する条件が評価され、もし条件に合致するのであれば、`i` に増分の 1 が足され（`i++` は i+1 を意味する）その後コードが再度実行される。例えば 2 巡目では `i=1` であり、これは `<10` の条件を満たしているためコードはそのまま実行される。このコードからは、0, 5, 10, 15, … 45 が出力される。

　次のループ形式 `while` は、書き方は異なるが上の `for` ループと同じ結果を与える。条件は、`for` と同じようにループの前に判別される。

```
 6    // while ループの例
 7    i = 0;
 8    while (i<=90) {
 9            print(i);
10            i = i + 5;
11            }
```

`do-while` は、最初ではなくループの終わりに条件を判定する。これはつまり、条件が何であれ、一度はコードが実行されることを意味する。

```
12    // do-while ループの例
13    i = 0;
14    do {
15            print(i);
16            i = i + 5;
17            } while (i<=90);
```

　`for` ループでは、通常、ループ部分を開始する前に繰り返しの回数がわかっている必要がある。`while` や `do-while` ループは、より制限が少なく柔軟である。これらは、ループのブロックが何回実行されるかわからないときや、繰り返し回数がプログラム実行中の出来事により変化する場合に適している。

　R では `for` ループと `while` ループに加え、`repeat` ループがある。`for` ループに相当するものをここに示す。

```
1    # for ループの例
2    j <- 0
```

```
3    for(i in 1:10) {
4        j = 5*(i-1)
5        print(j)
6    }
7    #  R関数ファミリーの適用は必ずしもループを必要としないことに注意
```

ループは何度も繰り返される可能性があるので、一般にループ内のコードの行数は最小限にするのが鉄則である。コードの実行速度が遅くなることを防ぐために、ループの外に出せるものはすべてループの外に書いたほうがよい。

ループは条件文と組み合わせることでさらに強力になる。例えば、`if`条件を使うことである条件に合致する場合にのみループを実行することができる。あるいは、その`if`条件に合致していない場合には異なる動作を実行させる`else`がある。`if`文をループ内に組み込んで、ループ内の内容をより選択的に実行することもできる。例えば、

```
18   //  forループに複雑性を付加
19   for (i=0; i<10; i++) {
20           if (i%2==0) {
21                   j = 5*i;
22                   print(j);
23                   }
24           }
```

このループは 0, 5, ⋯ ,45 ではなく、1, 10, ⋯, 40 のみを表示する。`if`文は1つの`else`条件や、いくつもの`elseif`条件によって拡張できる。他にも追加できる機能がある。例えば、`break`宣言は、ループを早めに終えるために付け加えることができる。

やってみるべき次のステップは

1. `for`ループを入れ子にして行列を作成する。
2. この行列をループを使わずに R で作成する方法はあるか？

上のコードの例では、`==` や `>=` のような**演算子**を用いた。一般的な演算子を覚えておくことは有用である。大抵の場合は（いつもとは限らないが！）、他の

言語でも同じ使い方がされている。R と ImageJ の場合を表にまとめる。

記述	演算子	ソフトウェア
代入	<- もしくは =	R
	=	ImageJ
加算	+	両方
減算	−	両方
乗算	*	両方
除算	/	両方
べき乗	x^y もしくは x**y	R
	pow（x,y）	ImageJ
剰余算（x mod y, x を y で割った余り）	x %% y	R
	x % y	ImageJ
より小さい	<	両方
以下	<=	両方
より大きい	>	両方
以上	>=	両方
等しい	==	両方
等しくない	!=	両方
x OR y（ブーリアン、論理和）	x || y	両方
x AND y（ブーリアン、論理積）	x && y	両方

基本的な ImageJ マクロの書き方

　マクロ言語は、コンピュータ・プログラムの主要な機能の操作を繰り返したいときに、何度もマウスで選んだりクリックしたりせずに実行できるようにしてくれる。行える操作は限定的になるが、それでも ImageJ マクロを書くことで多くの時間が節約できるし、マクロを書くことは簡単に行える。マクロを書きはじめる上手な方法は、Fiji のコマンドレコーダーを使うことである。レコーダーが記録モードになると、実行されたコマンドをすべてウィンドウの中に表示してくれる。すべてのコマンドを自分で調べなくても、このレコーダーに記録されたコマンドを元にすることで新しいマクロを作ることができる。コードを書いているときでなくても、Fiji で仕事をするときにこのレコーダーを使うことはよい習慣といえる。なぜなら実行したことの「履歴」となるからである（Bash や RStudio のように）。

　画像を開いている状態で [Plugins > Macros > Records…] とクリックして
から、プログラムにつけ足したい操作を実行していこう。ウィンドウにコマンド
が足されていく様子を注意して見てみよう。操作が終わったら「create」をクリッ
クすると、作ったコマンドを含めた新しいマクロのウィンドウが現れる。ここで、
この記録したマクロを編集すれば、望みのスクリプトを作ることができる。

ディレクトリでのファイルの扱い

　あるフォルダに入っているすべての画像ファイルについて平均輝度値を測りた
いとする。これをどのように実行するかを以下の基本的なマクロで示す[原注1]。こ
れをテンプレート（雛形）としてループ内のコマンドを入れ替えることで、自分
の目的に合わせて使うことができるようになるだろう。

原注1：コメントの文法が Bash
と異なっていることに注意。ま
た、1 行コメントと複数行コメ
ントの方法が異なることにも注
意。

```
1   /*
2    *  この位置に書くコメントはマクロ自体の説明に有用である
3    *  このマクロはフォルダ内のそれぞれの画像について平均値を測定する
4    */
5   //  ユーザーに画像の入っているフォルダの選択を促す
6   dir = getDirectory("Select the source directory");
7   //  このディレクトリに含まれる全ファイルのリストを作成する
8   list = getFileList(dir);
9   //  作成したファイルのリストをアルファベット順に並べる
10  Array.sort(list);
11  //  バッチモードの利用により実行スピードを速める。
12  setBatchMode(true);
13  //  測定したい値を定義する
14  run("Set Measurements...", "display area mean redirect=None
      decimal=3");
15  //  それぞれの画像でコマンドを実行するためループを用いる
16  for(i=0; i<list.length; i++){
17          //  作成したリスト内の i 番目のファイルを定義し、開く
18          filename = dir + list[i];
19          open(filename);
20          //  それぞれの画像に対してこれらのコマンドを実行する
21          run("Select All");
22          run("Measure");
23          run("Close All");
24          }
```

ループ内の3行（21〜23行）は領域の選択、測定、画像を閉じる操作を行う。この3行は自分の処理したい内容に入れ替えることができる。Fijiでは似たようなテンプレートを内蔵しており、マクロウィンドウ内の「Templatesメニュー」で提供している訳注17。このような基本的なマクロを使うと非常に仕事がはかどるが、テンプレートという名前が示すように、使用時に改変すべきことも多い。

ユーザーが画像ファイルではないファイルも含まれたディレクトリを持っている場合はどうなるだろうか？ この場合、おそらくプログラムはクラッシュするので、そうした状況に対応する必要がある。また、画像を測定するだけではなく、何か他の処理をするためにコードを拡張したくなることがあるかもしれない。例えば、画像の閾値処理をしたくなったとして、その処理を行った画像を別のディレクトリに保存してみよう。

訳注17：例えば、[Plugins > New > Macro] でスクリプトエディターを開き、そのメニューで [Templates > ImageJ 1.x > Batch> Process Folder (IJ1 Macro)]を選ぶ。

```
1   /*
2   *  このマクロは2値化したそれぞれの画像を新しいフォルダに保存する
3   */
4   dir1 = getDirectory("Select the source directory");
5   // ここでユーザーは保存先のフォルダを指定する必要がある
6   dir2 = getDirectory("Select destination directory");
7   list = getFileList(dir1);
8   Array.sort(list);
9   setBatchMode(true);
10  for(i=0; i<list.length; i++){
11          filename = dir1 + list[i];
12          // tiff 形式のファイルを扱っていることを確認する
13          if (endsWith(filename, "tif")) {
14                  open(filename);
15                  // この部分はそれぞれの画像への操作を含む
16                  setAutoThreshold("Otsu");
17                  setOption("BlackBackground", false);
18                  run("Convert to Mask");
19                  // ここで改変した画像を保存先のフォルダに保存する
20                  saveAs("TIFF", dir2+list[i]);
21                  close();
22                  }
23          }
```

さらなる変更として、それぞれの画像への処理を 1 つの関数へ外部実装して
みよう。可読性が改善され、マクロの編集や拡張するときに役立つ。

```
13              if (endsWith(filename, "tif")) {
14                      open(filename);
15                      // それぞれの画像への処理に関数を用いる
16                      processImage();
17                      // ここで変更した画像を保存用のフォルダに保存する
18                      saveAs("TIFF", dir2+list[i]);
19                      close();
20                      }
21          }
22  function processImage() {
23          setAutoThreshold("Otsu");
24          setOption("BlackBackground", false);
25          run("Convert to Mask");
26          }
```

これらのスクリプト例をテンプレートに、自分が行いたい処理を ImageJ で実
行できるように改変して使ってみよう。やってみるべき次のステップは、

1. 何か違うことを処理するためにループ内のコードを変更してみる。
2. ユーザーが数回クリックする無駄を省くため、保存先フォルダが指定される
   よう dir2 を変更してみる。
3. 変更したことがわかるように、処理後画像のファイル名を改変してみる。

チュートリアル **手動画像解析のためのファイルのブラインディング
（目隠し）**

第 4 章で扱ったチュートリアル「蛍光抗体法画像で行う細胞のタンパク質定量」
は、手動での画像解析だった。主観による偏りをなくすため、手動解析を行う
ユーザーがそれぞれの画像の実験条件についてわからないように目隠し（ブライ
ンド）をする必要がある。実験と無関係の人物が解析を行ったとしても、ファイ
ル名や画像のラベルに影響される可能性もある。以下に示すシンプルなマクロ
（p122 ～ 124）によって、ディレクトリ内のすべての画像を匿名化できる。こ
のマクロは画像からラベルを削除するが、最終的に元ファイルと照らし合わせら

れるように処理のログファイルも提供してくれる。

```
 1    /*
 2     *  このマクロはブラインド解析のために TIFF ファイルのディレクトリを準備する
 3     *  そして解析最後に元に戻すため、元ファイルとブラインド解析ファイルの対応をログに記録する
 4    */
 5    macro "Blind Analysis" {
 6            dirPath = getDirectory("Select a directory");
 7            // ファイル名の取得
 8            allNames = getFileList(dirPath);
 9            // 出力フォルダの作成
10            outputDir = dirPath+"blind"+File.separator;
11            File.makeDirectory(outputDir);
12            // 配列を作成し、それを *.tif という名前だけに拡張[訳注 18]
13            imNames = newArray(0);
14            for (i = 0; i < allNames.length; i ++) {
15                    if (endsWith(allNames[i], ".tif")) {
16                            imNames = append(imNames, allNames[i]);
17                    }
18            }
19            imNum = imNames.length
20            // imNum の長さと同じ、並べ替えた配列を生成
21            imPerm = newArray(imNum);
22            for(i = 0; i < imNum; i ++) {
23                    imPerm[i] = i + 1;
24            }
25            // 配列を順不同に入れ替える
26            for(i = 0; i < imNum; i ++) {
27                    j = floor(random * imNum);
28                    swap = imPerm[i];
29                    imPerm[i] = imPerm[j];
30                    imPerm[j] = swap;
31            }
32            //   画像名と連続して順不同にした位置と画像名を関連づける
```

訳注 18：つまり tif 画像のみ選択。

```
33          imPermNames = newArray(imNum);
34          for(i = 0; i < imNum; i ++){
35                  imPermNames[i] = "blind_" + IJ.pad(imPerm[i],4);
                    //9999 より多くの画像の場合、幅を変える
36          }
37          // 画像を開き、メタデータを剥がし、ブラインド名を使って保存フォルダに保存する
38          // 保存先のフォルダに生成された log.txt に両方の名前を記録する
39          setBatchMode(true);
40          f = File.open(outputDir+"log.txt");
41          print(f, "Original_Name\tBlinded_Name"); // タブ区切り
42          for(i = 0; i < imNum; i ++){
43                  inputPath = dirPath+imNames[i];
44                  outputPathPerm = outputDir+imPermNames[i];
45                  open(inputPath);
46                  totalSlices = nSlices;
47                  if(totalSlices > 1)  {
48                          stripFrameByFrame(totalSlices);
49                  } else  {
50                          setMetadata("Label", "");  // 目隠しのため画像からラベル
                            データを剥がす
51                  }
52                  save(outputPathPerm);
53                  print(f,imNames[i]+"\t"+imPermNames[i]);
54                  close();
55          }
56          setBatchMode("exit and display");
57          showStatus("finished");
58  }
59
60  // それぞれの画像スライスからラベルデータを剥がす
61  function stripFrameByFrame(totalSlices)  {
62          for(i = 0; i < totalSlices; i ++){
63                  setSlice(i+1);
64                  setMetadata("Label", "");
65          }
66  }
67
```

```
68    //  配列に変数を加える関数
69    function append(arr, value) {
70          arr2 = newArray(arr.length + 1);
71          for (i = 0; i < arr.length; i ++)
72                  arr2[i] = arr[i];
73                  arr2[arr.length] = value;
74          return arr2;
75    }
```

解析のための基本的な R のスクリプトの書き方

　R のスクリプトは、解析を自動化するのに便利である。RStudio はスクリプト
を書き進めたり、各要素を行ごとに実行してテストしたりするのに適した、ウィ
ンドウがある。ここでの例は、いくつかのデータを読み込み、解析を行い、結果
をプロットする内容である。

　ユーザーが細胞の動画を Fiji で開き、手動でいくつかの ROI（選択領域）を
ROI Manager に登録しているとする。ROI Manager に付属している Multi
Measure（複数測定）の機能を実行し[訳注 19]、結果を csv ファイルとして保存し
たとしよう（初期設定の名前は「Results.csv」となる）。ここでの目標は、フレー
ムごとのすべての ROI における、測定値の平均値を計算してから、データを描
画し、ファイルを保存することとする。したがって、R でのスクリプトは「作業
工程」全体の一部であり、最初の部分は Fiji で実行され、最後の部分は R で実行
される。

　RStudio を開き、新しいプロジェクトを始めよう。そしてそのプロジェクトを
コンピュータのどこかのフォルダに保存する。作成したプロジェクトを含んだ
フォルダは作業ディレクトリとなる。作成した Results.csv ファイルを作業ディ
レクトリへコピーしよう。

訳注 19：以下の GitHub のサ
イトからスクリプトをダウンロー
ドして使う場合は、ファイルを
実行すると 1 行ずつ命令が実
施され、リターンキーを押すご
とに命令が進むようになってい
る。https://github.com/
miura/TheDigitalCell/tree/
master/6_Coding

```
1    # まず最初に、スクリプトの目的をコメントとして記述する
2    # このコードは ImageJ の複数測定結果を解析する
3    # データをインポートする
4    my_raw_data <- read.csv(file='Results.csv', header=TRUE,
       stringsAsFactors=FALSE)
5    # すべての列の名前を得る
```

```
6   my_col_names <- colnames(my_raw_data)
7   # それぞれの ROI について Mean* と名前のついた列を見つける
8   mean_columns <- my_col_names[grepl("^Mean",my_col_names)]
9   # 平均値列だけのデータフレームを作成する
10  my_data <- subset(my_raw_data, select=mean_columns)
11  # それぞれの ROI の値を眺める
12  # 行ごとの平均値を計算する
13  my_means <- rowMeans(my_data, na.rm=TRUE)
14  matplot(1:length(my_means), my_data,
15          type = "l",
16          lty = 1,
17          col = "grey",
18          xlab = "Frames",
19          ylab = "Mean Pixel Density")
20  # pdf ファイルを開く
21  pdf("plot.pdf")
22  # 結果を描画する
23  plot(1:length(my_means), my_means,
24          type = "l",
25          col = "red",
26          lwd = 3,
27          xlab = "Frames",
28          ylab = "Mean Pixel Density")
29  # pdf ファイルを閉じる
30  dev.off()
31  # 平均値のデータを保存する
32  write.csv(my_means, file = "output.csv",row.names=FALSE)
```

　この基本的なスクリプトで、上記の目標が達成できる。データセットごとの違いが問題を引き起こすこともあるが、このスクリプトはそうした違いにも対応している。例えば、ユーザーがいくつ ROI を設定しても問題はなく、スクリプトはすべての ROI をうまく扱ってくれる。動画の長さが異なっていたとしても、[Set Measurements…] を使って平均値（mean）が Fiji の Results ウィンドウに現れるように指定している限り、このスクリプトは動く。さらにもし追加の測定値が選択されていたとしても、このスクリプトは実行できる。とはいえ、またすぐ別の機能をつけ足したくなるだろう。

　例えば、異なる動画から得たたくさんの csv ファイルを解析したいとき、この
スクリプトはそれぞれの csv ファイルに対して毎回実行される必要がある。そこ
で（ファイル名にかかわらず）ディレクトリ内のすべての csv ファイルを解析す
るようにこのスクリプトを改変することができる。プロジェクトフォルダ内に
data という名前のフォルダを作り、その中に解析したい csv ファイルを配置す
る。ここでコードはすべての csv ファイルのリストを作成する必要があり、その
リストに従ってそれぞれをループごとに処理する[訳注20]。コードを単純化するた
めに、1つのファイルを処理する関数を作成し、その関数を処理したいそれぞれ
のファイルについてただ呼び出すようにする、という方法もある。

訳注20：以下に示すコードで
その過程が示される。

```
1    #  複数の測定を含む、複数の csv ファイルを処理するスクリプト
2    #
3    #  現在の作業ディレクトリ内にあるすべての .csv ファイルを検索する
4    my_files <- list.files("./data/",pattern='*.csv', full.names=T)
5    #  存在していなければ、出力用のディレクトリを作成する
6    if (dir.exists("output")==FALSE) dir.create("output")
7    #  関数の定義
8    calc_and_plot <- function(my_filename){
9      #  データのインポート
10     my_raw_data <- read.csv(file=my_filename, header=TRUE,
         stringsAsFactors=FALSE)
11     #  すべての列の名前を検索
12     my_col_names <- colnames(my_raw_data)
13     #  ここでそれぞれの ROI についての Mean* 列を探す
14     mean_columns <- my_col_names[grepl("^Mean",my_col_names)]
15     #  平均値列のみを取り出す
16     my_data <- subset(my_raw_data, select=mean_columns)
17     #  行ごとの平均を計算する
18     my_means <- rowMeans(my_data, na.rm=TRUE)
19     #  完全パスからファイル名と拡張子を取り出す
20     old_filename <- basename(my_filename)
21     # 「out_*」が名前に付いたファイルを出力する
22     my_output <- paste("out_",old_filename, sep="")
23     #  *.csvと名前がついているものを *.pdf と変換する
24     pdf_name <- paste(substr(my_output, 1, nchar(my_output)-4),".
         pdf",sep="")
25     #  出力ディレクトリへのパスを作成
```

```
26    out_path <- file.path(getwd(),"output",pdf_name)
27    # pdf ファイルを開く
28    pdf(out_path)
29    # 結果を描画する
30    plot(1:length(my_means), my_means,
31              type="l",
32              col="red",
33              lwd=3,
34              xlab="Frames",
35              ylab="Mean Pixel Density")
36    # pdf ファイルを閉じる
37    dev.off()
38    # 平均値データを保存する
39    out_path <- file.path(getwd(),"output",my_output)
40    write.csv(my_means, file=out_path,row.names=FALSE)
41  }
42  # リスト内のそれぞれのファイルについて関数を呼び出す
43  for(i in 1:length(my_files)){
44    my_filename <- my_files[i]
45    calc_and_plot(my_filename)
46  }
```

　はじめの例では、出力ファイルの名前（plot.pdf と output.csv）がそのまま直接コードに書き込まれており[訳注21]、常に同じディレクトリに保存されていた。これでは出力が上書きされてしまう可能性があるため、複数の入力ファイルが処理されるスクリプトの場合には問題となることがある。新しく付け加えた関数では、出力ファイルは入力ファイルに応じて名前付けされる。またそれらのファイルは出力ディレクトリに保存される。それら出力ファイルを作業ディレクトリに保存してしまうと、ユーザーがスクリプトを再実行したときに、本来の入力データに加え、出力された csv ファイルも処理されてしまう。この章の冒頭に記述した原理に従って、データを 1 つのディレクトリから入力して処理し、別のディ

訳注 21：英語でこれを hard coding（ハードコーディング）という。プログラムにファイル名を直接書き込むと、そのファイル名以外の入力ファイルでは使えない。また、出力ファイルの名前をハードコーディングすると、実行のたびにその名前のファイルが上書きされてしまう。他の人に使ってもらうためにプログラムやスクリプト配布する場合は、できるだけ避けるべきである。一方で、多くのファイルを入力や出力することがないなど、限定した使い方ならばハードコーディングした方が楽で効率的なこともある。

はじめのスクリプト

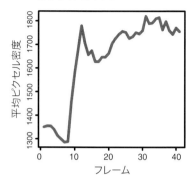

2 番目のスクリプト

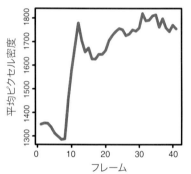 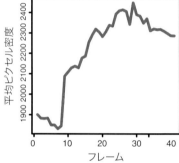 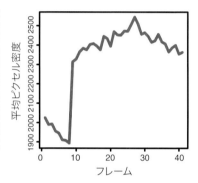

図 6.1 2 つの R スクリプトの出力

レクトリに出力していることに注意してほしい。これら両方の簡単なスクリプト
の出力を**図 6.1** に示す。

何が問題になりうるか？

データの検証とチェックの方法

　懐疑的な姿勢は作業工程をプログラムするときに必要不可欠である。プログラ
ムが「動く」と仮定しよう。画像の入ったディレクトリを指定し、何か処理を行っ
たあと、解析をまとめたグラフがポッと出てくる。これは嬉しいことである（あ
なたのプログラムが動いている！）が、ここですべてが思い通りに動いているか
確認する必要がある。プログラムがクラッシュせずに走ったからといって、解析
自体が正しく行われていたり、正確な内容が表示されているといったことが保証
されているわけではない。単純な作業工程でさえ誤りの可能性が数多くあり、長
く、複雑なプログラムになれば、その数は増えるばかりだ。さらに重要なことが

ある。それはプログラムの特性である自動化処理のすばらしさ、すなわち時間を節約してくれ、知らぬ間に処理を終えてくれる、というすべての特性は、同時にあなたをだまし、誤りを見つけにくくもしているのだ。ではどうするか？

多くの場合、問題を察知するために批判的な目で見ることが、解決のためのすべてである。例えば、ディレクトリに 12 枚の画像があるのに、グラフには 11 しかデータ点がない場合を考えてみよう。これはループが 1 回だけ予定より少なく回っていたか[訳注 22]、実行しているプログラムと互換性がないファイルが 1 つある可能性を示唆している。あるいは、結果のプロット先がグラフの表示範囲を超えているだけだったりすることもある。これらの場合、結果がすでにわかっている模擬的な（シミュレーションによる）データを使って調べてみるのがよいだろう〔「地上の真実（ground truth）」と呼ばれる〕[訳注 23]。

訳注 22：off-by-one エラーと呼ばれる。

訳注 23：模擬的に生成した画像だけとは限らないので、第 4 章の「画像から正しいデータを得ること」を参照。また、「地上の真実」の語源に関しては、第 4 章の訳注 36（71 ページ）を参照。

具体例を挙げると、R では関数の検証用に、無作為化したデータをすばやく生成することができる。正規分布した $m×n$ の行列データを生成するには以下を実行する。

```
1  set.seed(1)
2  m <- 80 # rows
3  n <- 200 # columns
4  # rnormの初期設定は平均=0、標準偏差=1
5  data0 <- replicate(n, rnorm(m))
6  # data0を使う、例えばそれぞれの列の平均を探す
7  colMeans(data0)
```

無作為に生成されたデータセットに再現性が必要であれば、`set.seed(1)` が使える。1 は整数であり、これにより生成された行列は他のコードでも再利用できる。

ImageJ では真っ白な、あるいはノイズの画像を簡単に生成できる。これらのデータは、作業工程に入力して結果が期待されるものかどうか確かめるのに便利である。以下に示されるコードを使えば、より洗練された模擬画像を生成できるようになる。例えば、顕微鏡画像に含まれる点を自動的に認識した後、いくつかの解析を行うコードの場合を想定してみよう。そのコードの性能はまだわからないものとする。以下のコードは、背景よりも少し明るい 10 の点状シグナルにノイズを加えた（つまり本物のデータに近い）画像を生成する。大事なのは、このコードが、真の点の位置を明確に示した「地上の真実」画像も生成してくれるこ

とだ。

```
1   /*
2    *  テスト画像と比較するための " 地上の真実 " 画像を作成する
3    *  灰色のノイズあり背景に 10 の点状シグナル
4    */
5   setBatchMode(true);
6   imageDim=512;   //  画像の xy 次元をピクセルで
7   //  ノイズ画像の作成
8   newImage("TestImg", "8-bit random", imageDim, imageDim, 1);
9   //  平均値フィルターを適用
10  run("Mean...", "radius=2");
11  //  TestImg ウィンドウの ID を取得
12  Tid = getImageID();
13  //  黒背景の " 地上の真実 " 画像を作成
14  newImage("GTImg", "8-bit grayscale-mode black", imageDim, imageDim, 1);
15  //  GTImg ウィンドウの ID を取得
16  GTid = getImageID();
17  //  前景色を白に設定
18  setColor(255);
19  //  ループではそれぞれの画像に点状シグナルを設置
20  for  (i=0;i<10;i++){
21          //  画像内のランダムな位置
22          posX=floor(random*imageDim);
23          posY=floor(random*imageDim);
24          selectImage(Tid);
25          //  この位置を 5 ピクセルの円を描画
26          fillOval(posX, posY, 3, 3);
27          selectImage(GTid);
28          //  " 地上の真実 " 画像でも同じ位置に円を描画
29          fillOval(posX, posY, 3, 3);
30  }
31  selectImage(Tid);
32  //  テスト画像の全体をぼかす
33  run("Gaussian Blur...", "sigma=2 stack");
34  setBatchMode("exit and display");
```

このコードはシンプルなので、拡張するのも簡単だ。次のステップとして、以下にチャレンジしてみよう。

1. さらに多く、あるいはより大きな点状シグナルを生成するコードで、再実行してみる。
2. 2枚の画像を保存できるようにコードを改変してみる。
3. 100対の画像を作成し、それらを自動的に保存するようにするには、どのようにコードを改変すればよいか？

デバッグ

デバッグはコード中の誤り（バグ）を発見して修正する作業であり、コーディングの工程に含めなくてはいけないきわめて重要な段階である。簡単に潰せるのに、しばしば非常にいらいらさせられるバグは、プログラムが完了しなかったり、クラッシュが引き起こされたりする類いのものだ。例えば、セミコロンを忘れていたり、大文字であるべき部分が小文字になっている、というような些細なことで引き起こされる。これらのバグを見つけたときには、あまりに明らかな間違いなのでびっくりするだろう！　これらのバグを見つけて修正すればプログラムは動き出すが、まだ残っているバグがあるかもしれない。こうした隠れてしまっているバグは、他の人があなたのコードを使おうとしたときに突然現れたりすることがある。例えば、「15」と打ちこむユーザーがいたときに、プログラムがクラッシュすることが見つかったとする。プログラマーとしてのあなたは、15は正常な思考をしていたら入力しない非常識な数字だと思うだろう。しかし、そのように考えてはだめだ。確かにそう打ちこむ人がいるのである。すべてのユーザーの行動に対して、先手を打ってコードを補強することはコーディングの次の段階として求められることだが、クラッシュさえ引き起こさせなければ、あなたのプログラムに対する信頼が得られるだろう。

エラーを見つけたり、どこで間違ったのかを理解するためのちょっとしたコツは、

1. エラーメッセージは有益なこともある。メッセージが伝えようとしていることを理解するために、時間をかけること。
2. エラーを見つけて修正するためのデバッガモジュールは、おそらく使っているソフトウェアに搭載されている。
3. Print文は、変数の内容を表示させることでプログラムの状態を明らかにしたり、問題を特定したりするのに有用である。

ヘルプを求める

　プログラミングを始めたばかりのときには、グーグルで自分が書くコードの 1 行 1 行を検索していたりするかもしれない。熟練したプログラマーでさえ特定の問題の解決方法をグーグル検索する必要があるので、プログラムを習得しようとしているときに助けを求めるのはまったく恥ずかしいことではない。**スタックオーバーフロー**（Stack Overflow）のようなウェブサイトは、これまでの質問と「ベストアンサー」の数々を、有用さの評価付きで提供してくれるすばらしい情報源である。今、自分が出くわしている問題は、どのようなものであっても、すでに誰かが遭遇し、解決されている可能性は非常に高いであろう。すばやく検索して解決方法を見つけることは、実のところとても大切なプログラミング技術の 1 つである。手始めに、エラーコードやエラーメッセージそのものを検索語として使ってみるとよいだろう。

　あるいは以下のようにマニュアルを読むことですばやく答えを見つけられることもある。

● コマンドラインツールに関しては、ターミナルのプロンプトへ `man` パッケージ名と打ちこむと、そのパッケージのマニュアルが表示される。
● RStudio では、ヘルプで検索するか、RStudio のプロンプトへ **?** 関数名と打ちこむと、知りたい関数のヘルプを表示してくれる。
● Fiji の場合、ImageJ のウェブサイトにおもな関数について記述しているページがある[訳注 24]。プラグインは、それぞれが独自に文書を提供している場合が多い。

訳注 24：ImageJ User Guide https://imagej.nih.gov/ij/docs/guide/ を参照。

　それでも何も見つからず、また周囲にも専門知識のある人がいない場合には、オンラインで質問するのがよい。質問に対して即座に回答を得ることができる最もよい場所を探し出そう。フォーラムだったり、メーリングリストだったり、サブレディット（subreddit：特定トピックの掲示板）だったりするかもしれない。最良の回答を得るちょっとしたコツは

● タイトルはなるべく具体的に記述する。例えば、「ImageJ の質問」と書くのではなく、「ImageJ でラインプロファイル[訳注 25] を csv 形式で書き出すにはどのようにすればよいか？」という具合だ。
● 質問の本文は、簡潔になるように努めるべきだが、使っている OS やソフトウェアのバージョン、プラグインなどの詳細な情報は含めるようにする。
● **最小動作例**（MWE：minimal working example）を含めることが望ましい。これは問題を再現し、回答する人々が検証し助言しやすくするためのもので、理想的には数行のコードであるとよい。

訳注 25：ラインプロファイルとは線上の輝度値。

- 自分で試してみたことの説明や、検索したことや見つけたリンクを示し、なぜそれらが役に立たなかったのかも含める。
- 常に礼儀正しく、丁寧でいること。質問を投稿するときは非常にいらいらしているかもしれないが、助言をしてくれる人々は、しばしば使っているソフトウェアパッケージの作者だったり、コミュニティサービスとして質問に答えてくれていることを心にとどめておくことだ。

またときには、単に質問を書き出したり、MWE を作ることで問題が解決することもある。遭遇している問題を最初から説明するという行為により、問題点やコード内バグが明らかになることもある。これは実際、「アヒルのおもちゃプログラミング」として知られている正統なプログラミング技術で、バグが見つかるまでプログラマーがコードを 1 行 1 行アヒルのおもちゃ（もしくは何か模擬的な対象）に説明するというものである。ばかげていると思うかもしれないが、一歩引いてエラーを眺めることになり、それでうまくいくのである。

上達

うまく動くコードを書けるようになり、プログラミングの恩恵を受けはじめると、プログラミングは上達しはじめる。ここでは、コーディングのテクニックをさらに向上させ、ステップアップするためのアドバイスをするが、こうした上達のコツについては、初歩の初歩のときから心にとどめておくべきである。

醜いコード

少したってから、コーディングしはじめのころの自分のコードを見返してみると、それがいかに「醜い」見た目であったかに気づくことだろう。これは、コードを読んだり理解しやすくするコツをこれまでに習得したことの証拠でもある。この学習を促進させるための優れた方法は、他人が書いたコードを眺めて、新たな発想を身につけることである。また別の方法として、自分のコードを共有して他人からのコメントをもらうというやり方もある。こうすると、フィードバックをもらう前の、コードの共有の準備をする段階でさえ、他の人にコードを理解しやすくするにはどうしたらいいかということに注意を払うようになるだろう。その結果「未来の自分が」その自分の書いたコードを楽に読んだり理解したりできるようにもなるので、コード共有は自分自身の役にも立つのである。

可読性を改善するためにできる、いくつか簡単なことがある。空白領域に注意を払うこと。例えば、タブや数個の空白を使って、ループの部分にインデント（字下がり）を挿入することは、可読性を大きく向上させる。Python のようないく

つかの言語では、空白領域にも文法的な意味があり、もともと空白領域に注意を向けるように設計されている。また、コメントを頻繁につけることも役に立つ。初めてコードを書く場合は、コメントを各行に書けば、自分が何をやっているかを理解する助けになる。変数の名前のつけ方に、単純なルールを決めておくことも非常に役に立つ。`n1xSz` のような変数は、それを書いているときには理解できるだろうが、`xDimensionSizeImage1` のほうが後々に理解しやすい。

モジュール化したコードを書く

　可読性をさらに高める手法として、コードのモジュール化[訳注26] がある。簡単な言葉で言い換えると、大きなプログラムを構成しているさまざまな小さな機能を、それぞれ独立した関数として書くということである。メインプログラムが実行され、ある機能が必要となると、その関数が呼び出される。そしてその関数が実行され、目的の機能が果たされた後に、メインプログラムが続きを進める。このようにコードをモジュール化すると、小さな機能それぞれの詳細にとらわれることなく、メインプログラムの流れを一望できて全体像を把握できるので、可読性の向上に役立つ。別の利点としては、モジュール化したコードを書くことで、プログラムの他の部分を気にすることなく、それぞれのモジュールが動くかどうかテストすることができる（ユニット検査）。これはコード内のバグを修正するスピードを上げる。例えば、もしすべてのモジュールが正しく走ることを知っていて、そのうえでメインプログラムがクラッシュするのであれば、バグはメインプログラムにありそうである。また、これらのモジュールは独立しているため、他のプログラムからも利用することができる。これは時間の節約になる。あるモジュールを更新すると、そのモジュールを使っているすべてのメインプログラムもいわば「更新される」ので、それぞれのメインプログラムで同じ修正を繰り返すムダがなくなるからである。

バージョン管理と git

　バージョン管理は、コーディングにとっても、仕事の整理という意味でも、非常に重要な作業の 1 つである。これはプログラムの開発中に、そのすべてのバージョンを記録する管理システムのことを指している。つまり何か間違いが起きたり、加えた変更が何かの理由で動かなかったりしたときに、前のバージョンへ戻ることを可能にする。こうしたバージョン管理は、裏で専用のソフトウェア、大抵は git によって、ファイルを 1 行 1 行比較することで実施される。異なるバージョンは、**リポジトリ**（repo）と呼ばれるデータベースに保存される。これらの管理はすべて手元のコンピュータで実行でき、GitHub や Bitbucket のような遠隔にあるウェブサイトと同期できる。

　バージョン管理はいわば「スーパー取消ボタン」のようなものだが、最後に保

訳注 26：ここでのモジュールとは「部品」であり、以下の説明では独立した関数がモジュールにあたる。

存されたバージョンから個々の変更を順々に戻るかわりに、間にあるバージョンを飛び越して、戻りたい特定のバージョンへ一気に戻ることができる。これはつまり、いずれ戻りたくなるかもしれないバージョンのコードを、それぞれ自分で保存しておく必要があるということでもある。git ではこれを commit（コミット、確定の意）と呼び、コードの状態や加えた変更を説明する短い commit メッセージを書いておくことになる。個々の commit は、参照用の固有の文字列であるハッシュをもつ。自分のノートや研究論文をまとめるときに、その解析で使ったプログラムやスクリプトのハッシュを参照することができる。これによって、例えば将来そのプログラムやスクリプトの開発が進んでアルゴリズムが変更されることがあったとしても、その特定の解析で使われたコードのバージョンが使えることを意味する。プロジェクトの完璧さをさらに期すならば、他の人が参照できるように、そのバージョンのコードに**電子対象識別子**（DOI：digital object identifier）を付与しておくことである。Zenodo へ自分のリポジトリを置けば、DOI が付与される。

図 6.2 は、git を使ったバージョン管理がどのように動いているかを示したも

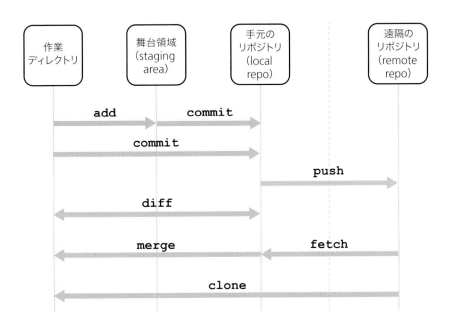

図 6.2 どのように動作しているか
git を使ったバージョン管理がどのように動作するかを示した模式図。詳細は本文を参照のこと。pull（プル）コマンドはリポジトリの最新版を保持していることを確かにするため、fetch と merge コマンドの組み合わせであることに注意。clone ははじめにリポジトリすべてを取得するための方法である。

のである。ここで、自分が作っているコードが、自分のコンピュータの**作業ディ
レクトリ**にあるものとしよう。git によるこのファイルの監視をスタートさせる
ためには、このファイルを add（アッド、追加の意）する。そうするとファイ
ルは**舞台領域**（staging area）にあげられるが、まだ手元の**ローカルリポジトリ**
には記録されていない。それをリポジトリに記録するには、commit する必要
がある。もし自分だけがこのコーディングのプロジェクトに関わっていて、なお
かつその作業を 1 つのコンピュータだけで行っている場合には、以上が手元で
作業することのすべてである。diff（ディフ、差分の意）を使って、その後の
変更を比較することもできる[原注2]。もしその変更に満足だったなら、新しく
commit をすればよい。もし前のコミットのときのコードに復帰する必要があ
れば、checkout（チェックアウト、リポジトリから取り出すこと）コマンド
を使うことができる。バージョン管理のよいところは、コードを（GitHub の
ような）遠隔にある**リモートリポジトリ**へ push（プッシュ、押し込むの意）で
きることである。このことは、何か問題が起きたとしてもコード自体は安全なま
ま確保されているということだし、別のコンピュータでそのコードをさらに書い
たり編集したりも簡単にできるということでもある。別のコンピュータでの作業
を実現するには、リポジトリ全体を遠隔のリポジトリ（GitHub など）からその
別のコンピュータに clone（クローン、複製の意）し、作業を進める。その後
は、それぞれのコンピュータのリポジトリで、遠隔のリポジトリから最新の変更
を fetch（フェッチ、取ってくるの意）することができる。すべては同期され、
あなたはいつでもどのコンピュータでもコードの最新版で作業することができ
る。git はこれまでに説明した文字列[訳注28]を使ってコマンドラインで動かすこと
ができるし、もしくは Sourcetree や GitHub Desktop のような GUI で使うこ
ともできる。RStudio には、git を使ったプロジェクトのバージョン管理が組み
込まれている。

　遠隔のリポジトリを使う別の利点は、他の人々がそのコードの開発に一緒に関
わることができるようになることである。遠隔のリポジトリに公開しているコー
ドは、他の人が自由にこれをリポジトリごと複製し〔これをフォーク（fork）と
いう〕、バグを直したり、新しい機能を追加してもらうことができる。さらにこ
こで出てくるあと 2 つの専門用語は branch（ブランチ、分枝の意）と merge（マー
ジ、融合の意）である。もしあるブランチで開発しているコードが大間違いだっ
たりして、それをボツにしたいときには、master と通常名前がつけられている
安定版のコードのブランチには影響を与えることなく、このブランチを削除する
ことができる。また、作業しているあるブランチでの作業が成功したのであれば、
そのブランチを master ブランチに merge することもできる。ただしこれは、
作業しているそのブランチのコードに、merge することが不可能なほどの変更
が加えられていない場合に限る。もし別のブランチで作業しているかたわら、

原注 2：diff は 2 つのファイル
を比較し内容が異なる行をすべ
て探し出すコマンドラインツー
ルである[訳注27]。

訳注 27：コマンドラインツール
の diff と git の内部で使われる
git diff というコマンドは、2 つ
のファイル間の差分をとるか、
1 つのファイルの 2 つのバー
ジョンの差分をとるか、という
点が異なっている。

訳注 28：実際のコマンドは、
`git add`、`git diff`、
`git commit`、`git push`、
`git fetch`...のようになる。

master ブランチに変更が加えられた場合には、`merge` する前に 2 つのバージョンの間の齟齬を解消しておく必要がある。

　バージョン管理は、上級プログラマーが使うものであるが、コーディングを始めたばかりの人にとってはなおさら有用である。なぜなら大きく間違っても、その間違いを元に戻すことができるという大きなメリットがあるからだ。とはいえ残念ながら、コードの書き方を学ぼうとしているときにバージョン管理についても理解しようとすると、学ぶことがもう 1 つ増えることになる。そこでコツとしては、初めてのプログラムを完了させた後、それが上手く動いたら、そのはじめのバージョンをリポジトリに `commit` し、そこからバージョン管理を使うことを習慣にしていくことである。こうすれば、長い目で見て、非常に多くの時間を節約することができるだろう。また別のコツとして、公開リポジトリにある誰か他の人のコードを使ってプログラミングを始めるのであれば、コードを直接ダウンロードして作業を始めるのではなく、アカウントを作成し^{訳注 29}、そこでリポジトリを fork して複製したリポジトリから作業を始めることである。

訳注 29：GitHub などのコードリポジトリにアカウントを作成する。

コードの共有

　便利なコードができたときには、おそらく研究室のメンバーとそれを共有したくなるだろう。もちろんそのコードのコピーを電子メールなどで送ることもできるが、送ったものを更新したときはどうだろうか？　その場合、新しいバージョンを送る必要がでてくる。もっとたくさんの人や、世界中と共有する場合はどうだろうか？　最新バージョンのコードを、興味がある誰もが手に入れられるようにするには、何らかの方法が必要となる。GitHub のような遠隔リポジトリの強みの 1 つは、公開できることにある。最新版（そしてそれまでのどのバージョンでも）を欲しい人は誰でも手に入れることができる。さらに興味を持った人々はリポジトリを登録することができ、新しい `commit` が `push` されたらお知らせを受け取ることができる。

　Fiji には、ImageJ アップデートサイト（Update Sites）と呼ばれる機能がある。この機能によって、例えば他の人は、あなたのアップデートサイトを登録することで、あなたが作ったコードをその人の Fiji で利用できるようになる。重要なことは、これにより、その登録した人の Fiji では、あなたがコードにへ加えるすべての変更が自動的に反映されるのである。もし限られた幾人かだけとコードを共有したいが、世界中には見られたくないという場合には、いくつかのやり方がある。1 つの方法は研究室のメンバーだけが使える共有サーバに作ったコードをおく方法である。別の方法として、非公開の遠隔リポジトリを使って、あなたの組織の特定のユーザーにだけアクセスを許す方法がある。とはいえ最終的には、仕事を論文として発表する際に、作ったコードは公開する必要がでてくる。そのた

め、簡単に公開できるリポジトリを使って仕事を進めることは最善の方法である。GitHub は学術向けの用途として、遠隔リポジトリを非公開の設定で最初に作成し、後にそれを公開に切り替えることができる機能を提供している。

鉄の掟

- コード中に加えるコメントは、将来の自分やそのコードを使うすべての人の助けとして必要不可欠である。
- 可読性は大きな助けになる。コードの体裁を整えるのに時間を費やそう。
- 簡単に再利用できるよう、汎用性のある（generic）コードを書くようにする。
- 対象物（オブジェクト）や変数、関数などには、意味のある、理解しやすい名前をつける。
- コードには一貫した様式や書式を使う。
- 小さな自立した機能をもつコードのひとまとまりは、別のスクリプトやマクロからアクセスできるように関数にまとめて外部化する。
- プログラミングを始めると、学習曲線は急勾配である。助けを求めることを恐れないように。
- はじめから再現性を考慮して、作業工程やパイプラインを設計する。
- プログラミングを始めることに躊躇しないように。つまり、すぐ始めること！

図のまとめかた

7

データをプロットする

　定量的な情報はさまざまな方法で図示することができる。グラフの形式はおよそ40種類ほどがあり、その基本的な形式から派生したものも考慮に入れると、さらにたくさんある。細胞生物学ではこれらのグラフの形式のうち一部だけが有用である。**図7.1** に最も一般的なグラフ形式とそのおもな利用目的を示した。

作法

　どのグラフ形式をどのようなときに使えばよいだろうか？　ある値を測定した実験の結果を説明する方法を考えてみよう。それぞれの実験単位（n）について1つの測定値があり、いくつかの実験群があるとする（**表7.1**）。ここでデータの**分布**を示したいとしよう。単一の測定については文章や表で記述できるし、n が少なかったり実験群の数が少ない実験については、要約統計量で記述できる。n が大きくなった場合、実験群が1つであるならばヒストグラムで結果を示すのが最適だろう。さらに実験群があるならば、ヒストグラムは簡単には重ねられないので、散布図や箱ひげ図、バイオリン図などが使われるべきである。散布図は n が少なめのときに見やすく、バイオリン図は n が大きい（>100）ときに上手くいく。棒グラフは測定値が1つで（$n = 1$）、いくつかの実験群を比較するときにだけ使われるべきである。たくさんの群を比較する際には、棒グラフの名義尺度を縦方向に並べ、棒を水平方向にのばすと解釈がしやすい（Rでこれを実現するためには `coordflip()` を用いる）。なお、要約統計量のみを表示するときに棒グラフを使ってはいけないことに注意してほしい（例えば、平均値±誤差）。測定値の集合を示す場合は、平均値などの要約統計量のみを示すのではなく、元になっているデータすべてを表示することが常に最適な方法である[34]。

　データの可視化技法と科学的結果の表現法について丸々1冊書かれた本が何冊かある[35]。下にリストしたのは、科学的なデータを図示するときに特によく問題になるいくつかの点と、その問題を解決するうえで参考にすべき標準的な原則である[36]。

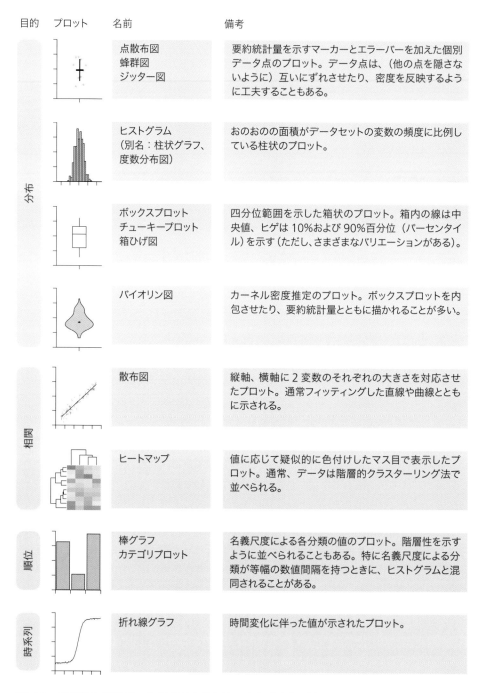

目的	プロット	名前	備考
分布		点散布図 蜂群図 ジッター図	要約統計量を示すマーカーとエラーバーを加えた個別データ点のプロット。データ点は、（他の点を隠さないように）互いにずれさせたり、密度を反映するように工夫することもある。
		ヒストグラム （別名：柱状グラフ、度数分布図）	おのおのの面積がデータセットの変数の頻度に比例している柱状のプロット。
		ボックスプロット チューキープロット 箱ひげ図	四分位範囲を示した箱状のプロット。箱内の線は中央値、ヒゲは 10％および 90％百分位（パーセンタイル）を示す（ただし、さまざまなバリエーションがある）。
		バイオリン図	カーネル密度推定のプロット。ボックスプロットを内包させたり、要約統計量とともに描かれることが多い。
相関		散布図	縦軸、横軸に 2 変数のそれぞれの大きさを対応させたプロット。通常フィッティングした直線や曲線とともに示される。
		ヒートマップ	値に応じて疑似的に色付けしたマス目で表示したプロット。通常、データは階層的クラスターリング法で並べられる。
順位		棒グラフ カテゴリプロット	名義尺度による各分類の値のプロット。階層性を示すように並べられることもある。特に名義尺度による分類が等幅の数値間隔を持つときに、ヒストグラムと混同されることがある。
時系列		折れ線グラフ	時間変化に伴った値が示されたプロット。

図 7.1　典型的な実験データを表示するためのさまざまな手法
これらが細胞生物学で使われる最も一般的なグラフ形式である。

表 7.1　グラフの形式は観測の数と実験群の数に依存する

	実験群			
n	1	1 〜 3	4+	10+
1	文字列	文字列 表 棒	表 棒	棒
2 〜 10	文字列	文字列 表 散布	表 散布	散布
11 〜 99	ヒストグラム	ヒストグラム 散布 箱	散布 箱	散布 箱
100+	ヒストグラム	ヒストグラム 箱 バイオリン	箱 バイオリン	箱 バイオリン

- 「チャートくず」とは、グラフで主張したいこととは関係のない余計な線や注意書きのすべてを指す。図に使うインクの量に対して、データがもつ情報量（データ / インク比）をなるべく大きくすることを目指すようにする。一般的に、チャートくずを削除することでグラフは改善される。

- 二次元プロットで同じことができるならば、三次元の表現は避けること。例えば、立体的な棒グラフは、通常の二次元プロットに何も情報をつけ足さない。三次元表現は見にくいので避けるべきである。

- 軸は原点から始まるべきである。もしそうでないならば、軸の切れ目を明示するべきである。この規則の例外は、0 を含むことができない対数軸である。

- y 軸には、x 軸上の説明変数に依存したデータ（応答変数）を示すべきである。実験では、振っている条件の値を x 軸に、測定値を y 軸にプロットする。

- データを比率として計算しているときには、対数目盛りで表示するのが最適であることが多い。例えば $\log_2$ スケールでは、倍増（1 が 2 になる）と半減（1 が 0.5 になる）は、1（$\log_2$ スケール上の 0）に対して位置が対称となるので、効果の把握を容易に行うことができる。

- y 軸を対数軸とすると、幅広く数値が変化する種類のデータを理解しやすい（例えば、プロテオミクスデータや指数関数的な細胞の増加）。一方で、x 軸を対数軸とするのは広い範囲の濃度をプロットするときであればよいだろう（例えば、濃度 - 効果プロット）。

- 似た種類のデータについて複数のプロットをするときには、軸の範囲を同一にすること。これによりプロット間の比較が簡単になる。

- 同じグラフに複数のデータ群をプロットするときには、違いがわかりやすいマーカー（色、形、大きさ）を使うこと。そのようなプロットから何らかの

パターンや新しい解釈が浮かびあがるかもしれないが、重なっている部分が大きい場合には、別のグラフに分けてプロットすることも検討すること。

● すべてのデータ点をプロットするのであれば、その点は 1 つも隠れてはいけない。例えば、すべての点がラベルで隠れないようにする。また、データ点がとても密集している部分がある場合には、点に透過度を設定したり、小さいマーカーを使ったり、あるいは、データが隠れないような別の「重ね描画技法」を使うこと。

● 色の使用は効果的であるが、過剰な使い方になることもある。色パレットから選ぶ際には、色覚障害の人にも気を使うこと。シンシア・ブリューアー（Cynthia Brewer）のカラーブリューアー（ColorBrewer）はすばらしいパッケージである。

● jet のような「虹色（rainbow）」パレットを避けること。私たちの目は色の勾配を均等に認識できない。mpl-viridis のような、認知的に均一なルックアップテーブルを使うのがよい。

● 円グラフのような、マスコミが好んで使うタイプのグラフの使用は慎重にすること。データの図示には、大抵の場合、それよりよい方法が存在する。

図の作成

　図はなるべく早めに作る習慣をつけることが一番である。図を作ったりデータをプロットすることなしに、実験や解析の完了を判断することは難しい。論文では代表的な画像を示すことがいまだに必要であり、その画像は、結果を支持するために同じ図内で示されているグラフに見合ったものであることが必要である。実験を何回繰り返しても、公表するのに適した「十分すばらしい」画像が得られないことがあるかもしれない。また、重要な対照実験を見逃しており、そのため同じ実験をふたたび繰り返す必要がでてくるかもしれない。図を作ることは「合格ラインを超えて」いるか、そして一連の実験を本当に完了させてよいかを確認する唯一の方法である。できるだけ早く作図を始めること。論文を書きはじめるまで図の作成を始めないといったことがあってはならない。

　最近の論文の図は、複数のパネルから構成される。それぞれのパネルは 1 つ（もしくは複数）のプロットや画像の組み合わせでできていたりする。ゆえにそれぞれのパネルは別々に作成される必要があり、そのあとで 1 つの図としてまとめる。

作法

　データの原本は常に安全な場所に、何も手を加えない状態で残すこと。操作は

データの複製のみに施す。まず、どの画像を使って解析をするのかメモを作成することから始め、そのファイルの複製をローカルディレクトリに作成することで仕事にとりかかる。OMERO のような画像データベースを使うと、どの画像を使用するかの判断の助けとするために、評価やタグを画像に付与することができるので便利である。さらに、OMERO.figure のようなツールによって、図のパネルを生成することができる。このとき、パネルに使用した画像は元のデータベースに紐づけられるので便利である。

　可能であれば、すべてのパネルが均一な体裁になるようにスクリプトを書いて、それぞれのパネル図を生成する。スクリプトを使えば、画像を入れ替える必要が生じたときにも、その新しく入れ替える画像を使って、図のパネルを即座にもう一度生成することができる。ただし、複数のパネルを持つ巨大な図をスクリプトで作るのは、単に利点よりも必要な労力のほうが大きいので推奨しない。それぞれのパネルを自動的に生成し、その後にそれらを手動で組み合わせていくのがこの仕事を最も効率的に行う方法である。画像には可逆圧縮（劣化のない）画像形式（例えば、TIFF）を使い、仮にどうしても使う必要があるならば、圧縮は１番最後の段階でのみ用いること。

綺麗な図の作成

　図をすばらしく見せるための鍵は、整頓されていることと、一貫性をもたせることにある。理想的な図は４つの明確な辺を持ち（すなわち、長方形の配置）、余白や空白は最小限であるべきである。L 字型の配置や不規則な辺をもつ図を避けることは難しいこともときどきあるが、雑然としてしまいがちである（**図7.2**）。図につけるラベルには単一のフォントを選び、そのフォントを図のすべてのパネルで使うこと。さらに、文書内（論文、提案書、学位論文、報告書）のすべての図でそのフォントだけを使うようにする。フォントの大きさについても、首尾一貫した使い方にすることが重要である。それぞれのパネル（A、B、etc.）をラベルするときには、例えば 12 ポイントの太字を使う。そして、何か他のものをラベルするときには、太字ではない、より小さいなフォントを使う。論文誌は図に使ってよいフォントの最小限度の大きさを規定している。後々の時間を節約するため、これら論文誌が定めた限度などのガイドラインに従うこと。それらの決まりは、論文誌ごとに大きく違うといったことはない。

　図はベクター形式ファイルの編集プログラムを使って、最終的な大きさで作成する。ベクター形式のファイルでは、文字や線、その他の図形は、モニターに映しだされたり印刷されたりするたびに、その都度コンピュータが自動的に描画するため、解像度の制約が存在しない。その代表的なフォーマットは PDF、SVGや EPS である。一方、画像ファイルは一般的にビットマップ（bitmap）形式と

だめな図

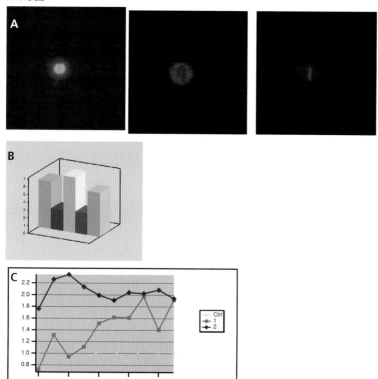

修正版

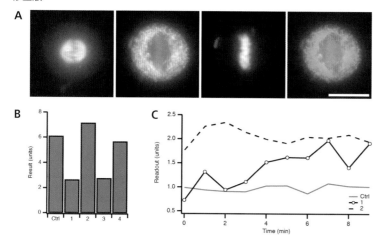

図 7.2　だめな図とよい図

同じデータから作成した 2 つの図。はじめのものは多くの問題がある。（1）配置が長方形ではなく、いたるところに空白がある。（2）細胞の画像は整列しておらず、細胞の大きさが小さすぎる。そしてスケールバーもない。（3）チャートくずが多く、不必要な効果がグラフに与えられている。（4）ラベルがお粗末。（5）文字の形式に一貫性がない。これらの問題を解決するように取り組めば、非常に綺麗で優れた図へと再構成できる（**修正版**）。まださらなる改善も可能であることに留意してほしい（例えば、細胞の画像へのラベルを改善するなど）。

呼ばれる^{訳注1}。TIFF はビットマップであり、他にも PNG や JPEG のような圧縮された画像形式もある。Adobe イラストレーターはベクター形式の画像やレイアウトを編集するためのソフトで、図を作成するのに理想的なものだが、高価である。Inkscape は無料でクロスプラットホームな（どの OS でも使える）Adobe イラストレーターの代替品であり、コマンドラインからのインターフェイスも持つ。図の作成にマイクロソフトパワーポイントを使ってはいけない。パワーポイントで科学論文用の図の作成はできない。図を描くとき、インチあたりの画素数（dpi：dots per inch）は 300 に設定し、アートボード（作図を配置する下地）の大きさを A4 や US レターサイズなどの適切なものに設定する。このアートボードに図の構成要素を加え、正しい見た目にし、印刷時に大きすぎないような縮尺に調整する。印刷版の論文を発行している論文誌はほとんどなくなっているが、PDF 版の論文であったとしても印刷用紙の大きさに準拠している。

　図を構成するうえで一番難しい部分は、それぞれの要素を正しい大きさにすることである。典型的な画面表示の解像度は 72 dpi である。一方、印刷物においては、300 dpi、もしくは 600〜1,200 dpi の解像度さえ出版社から要求されるのが普通である。このことは混乱を招く。なぜなら画面に表示される画像の物理的な大きさが、印刷されたページに現れる大きさからは相当かけ離れているからである。この問題を解決するには、最終的に必要となる解像度に設定したアートボードで作業し、そこに図の要素を正しい解像度で挿入すればよい。図にパネルを加えて組み上げているときに、さまざまな要素が見た目に問題ないかを確認をすること。よくある典型的な失敗は、グラフの軸のラベルが小さすぎることである（または、グラフ自体が間違った大きさで作られている）。少し時間をおいてから改めて、図を構成するすべての要素の大きさのバランスがうまくとれているか、リフレッシュした目で確認するとよいだろう。もう 1 つのコツは、図を誰か他の人に見せ、感想やコメントをもらうことである。そうすると、作業に没頭して、全体が見渡せなくなっていたことに気づくだろう。図は、他の人が見たときに、図の説明文を読まなくても、何を示そうとしているのかを理解できるようにすべきである。

　出版社は図を特定のファイル形式で投稿するように要求してくるが、大抵のソフトはいろいろなファイル形式で図を生成できる。気をつけてほしいことは、どんな圧縮も一番最後の処理の後でのみ行うことだ。圧縮は、ファイル全体のレベルで起きるもの^{訳注2}と、画像そのもののレベルで起きるもの〔ファイルサイズを減らすため画素値が再標本化（resampling）される〕がある。圧縮は、せっかく注意深く作成した図の見た目を最後に悪くしてしまう可能性がある。圧縮されたバージョンの図を提供するように求められたならば、いくつかの違う設定を試して見た目やファイルサイズを確認すると同時に、元ファイルに上書きするので

訳注1：ここでのビットマップはベクター形式に対して比較される、グリッド上の画素に画素値を付与する形式の画像一般のことである。一方で、Windows の標準画像形式であるビットマップ形式は（拡張子は .bmp）具体的な規格であり、ここで指すものではない。これらを混同しないようにしよう。

訳注2：zip などのファイル圧縮。

はなく、常に圧縮された図を別のファイルとして保存すること。

色覚障害

　特定の色の識別ができない人が男性では約 8％、女性では約 0.5％存在している。このことは、顕微鏡画像を表示するうえで気をつけなければならない課題となる。というのも、2 つのシグナルをそれぞれ赤色と緑色の画像で示し、それらを重ねることで、2 つのシグナルが共存している部分を黄色で示すということが多いからである。これらの画像は、色覚障害の人々にとっては意味がないことになる。このため、2 つのチャネルの重ね描きをするときは、RGB 画像を構成する 3 つの RGB チャネルをシグナルのチャネルとして使えばよい。これは、赤チャネルの画像を青チャネルに複製して紫を作り、紫 - 緑の重ね画像を作成することで実現できる。こうすれば、2 つのシグナルが共存している部分は黄色ではなく、白として現れる。重なった部分とそれぞれのチャネルの画像が、色覚障害の人にも識別できるようになる。もし個別のチャネルの画像だけで結果が明確であるならば、重ねた画像の作成が本当に必要なのかをもう一度よく考えたほうがいいだろう。2 つのチャネルを重ねた画像は、個々のチャネルの 2 つの画像と並べて一緒にグレイ階調で示すことが最も望ましい作法である。人間の目は、黒から緑や、黒から青の色調に対して、黒から赤の色調を異なった強度として認知するため、グレイ階調は疑似着色よりも好ましい。

濃淡調整

　画像を表示するときに LUT（Look Up Table：ルックアップテーブル）のすべての範囲が使われるように、表示されている画素の値を変化させることを、画像の濃淡伸展（contrast stretching）という。画像内のとても暗い、もしくはとても明るいシグナルがまばらにしかないときに、この操作が必要となる。この操作は一般に認められているものであるが、刈り取り（clipping：飽和、サチュレーションとして知られている）現象が起きないように気をつける必要がある。これは明るい領域の輝度が最大値に達するまで（そして暗い領域であれば最小値に達するまで）引きのばしを行ったときに起き、こうしたときには詳細が失われてしまう。画像の注目している領域が暗い場合には、可視化は単に LUT を反転させることで改善することもある。

　画像に適用できる LUT の種類は多様であり、ほぼ制限がない。とはいえ、疑似着色が役立つようなデータ表示の場面はそれほどあるわけではない。例えば、2 つ以上の蛍光色素の分布を比較する必要がある場合に、疑似着色で重ね画像を作ることが行われる。これを行う単純なやり方の例としては、1 つのシグナルをRGB 画像の 1 つのチャネル（赤）に、別のシグナルをもう 1 つの（緑）のチャネルに割り当てればよい。別の例としては、時間的もしくは空間的な情報を二次

元画像に符号化する必要がある場合である。例えば、微小管プラス端が細胞を横切って動く様子を、それぞれの時点に対応した異なる色を割り当てることによって、1枚の二次元画像で示す場合である。三次元画像であれば、z軸方向に割り振られる空間情報をLUTで色符号化することにより、二次元の画像で表現できるだろう。もう1つの例として、近接性や密度の情報をヒートマップ技法で表現することがある。なお、現在ではヒートマップのために設計された認知的に一様なLUTが好まれ、「虹色（rainbow）」LUTは時代遅れのものとなっている。疑似着色をこれらの用途以外で利用するのは、論文の図としては避けるべきであり、論文誌の表紙を科学らしい図柄で目を楽しませる目的などに限るのがおそらくよいだろう。

　べき乗則補正（ガンマ補正）による変換は、同じ画像内にある明るい領域、暗い領域の双方を見やすくする。ただし、これは非線形変換であるため、データを歪めて示すことになる可能性がある。

切り抜きと拡大

　大抵の場合、図で使う画像は元画像から切り抜いたものである。多くの画像は最初は長方形の画像として取得される。しかし、正方形の画像のほうがよりよく見えるし、作業もしやすいので、取得した画像から図に使う画像を切り抜く必要がでてくる。この切り抜く際の選択領域は、一定の大きさである必要があり、図で使いたいすべての細胞のそれぞれの倍率に関して、選択した領域の大きさを確実に正しくするには、何回かの試行錯誤が必要かもしれない。

　細胞全体の画像の中にある小さな選択領域をさらに拡大図として示すことは、その小さな選択領域の詳細を示しつつ、同時にその領域が細胞全体の中でどのような位置にあるかを示すこともできるので、とてもよい方法である。これはAdobeイラストレーターなどの図作成ソフトで画像を扱う前に、ImageJのマクロを使って作成するのが最善である[訳注3]。そうせずに、これを図作成ソフトで手動で作成しようとすると、ほぼ確実に失敗することになるだろう。マクロであれば拡大が等方的に行われることを確実にできるし、元画像内の選択領域の位置も正確に示すことができる。拡大図の位置は、元画像の中の挿入図とするとよいが、その拡大図が元画像にある特徴を何も隠してしまわないように注意するべきである。

訳注3：参考までに、次の論文にスクリプトとともに作成法の説明がある。Miura & Nørrelykke（2021）, "Reproducible Image Handling and Analysis", EMBO Journal（DOI: 10.15, 252/embj. 2020105889）

スケールバー

　顕微鏡画像には、その倍率を文章で記述して添えるのではなく、スケールバーを直接加えるのが正しい作法である。これにより読者は、即座に画像内にある特徴の大きさを把握することができる。哺乳類の一細胞の画像では、細胞核の大き

さにほぼ相当する 10 μm のスケールバーが便利である。もし細胞の拡大部分が表示されているのであれば、2 μm か 5 μm のスケールバーがより適切である。キモグラフでは時間と空間についての尺度を示す必要がある。生細胞の動画やそのような動画からの一フレームの静止画を示す場合、それぞれのフレームの時点を表示することが重要である。これは、切り抜きや拡大、パネルの作成と同様に、図を組み合わせる前に自分でプログラムを書いて行うべきである。

動画ファイル

　論文誌は、動画ファイルのサイズが小さいことを好む傾向にある。これを達成するための 1 番の方法は、物理的に小さくすることと、圧縮することである。動画ファイル形式は地雷原であるが、ここに出版のための単一チャネルの動画ファイルを作成する簡単な手引きを記そう。

1. Fiji にデータを読み込む。

2. 濃淡を調整し、正方形に切り抜く。失敗を最小限にするため、[Edit > Selection > Specify...] を使うこと。

3. 時間を数値で指定して特定の時間範囲を切り抜く（例えば、1〜151 動画のうちの 1〜108 フレーム）。これには [Image > Duplicate] を使う。

4. この時点で TIFF 形式で複製を保存し、必要になったときに動画を再度、作成することができるようにする。

5. スケールバー [Analyze > Tools > Scale Bar…] や打刻 [Image > Stacks > Time Stamper] のような注釈をつける。

6. もし切り抜いたバージョンが大きかったら（例えば、800 × 800 画素）、[Image > Adjust > Size] を使ってファイルの縦横を 2 分の 1 に縮小する（400 × 400）。このときに、「アスペクト比の固定（constrain aspect ratio）」と、「縮小の際に平均をとる（average when downsizing）」にチェックを入れ、内挿法（interpolation）は双一次補間（bilinear）を選ぶ。

7. 8-bit に変換する。8-bit color や RGB color は避ける。

8. avi 形式で保存する。圧縮なしの 10 フレーム毎秒（fps）を推奨する。

　avi ファイルはとても大きくなるので圧縮する必要がある。論文誌の指定に従って、H.264 コーデックと mov や他のコンテナなどを使うこと。Mac で QuickTime を使えば、これは簡単にでき、単に avi ファイルを開いて再度保存すればよいだけである。結果として生成されるファイルは容量が小さくなっており、投稿用に転送可能となる。HandBrake や FFmpeg のような無料ツールは同様の圧縮作業を実行してくれる。動画ファイルを生成した後は、期待通り再生されるかテストすること。もし可能であれば、最新版の OS で動いている Mac や PC [訳注 4] で動画再生のテストを行ってみるとよいだろう。

訳注 4：Windows OS で動いている計算機などを指す。

作図でやってはいけない操作

　許されない画像の操作には気をつける必要がある。画像データの内容を歪めて伝えてしまう不適切な方法については、それを列挙すれば長いリストとなる。その中には、特徴を消去してしまうことや、1枚の画像に異なる細胞のコラージュを作ってしまうこと、また他には、画像を「美化」してしまうことといった処理がある[37]。これは、顕微鏡法の範疇を超えて広がっている問題である。

　悪名高いものとして、レーンを切り取ったりバンドが強調されたりしたゲルや染色の画像があるが、これらは研究不正行為を明白に示すものであり、こうした行為は科学論文の撤回や研究者としての経歴を終わらせることになる。

　顕微鏡から図に示す画像を作成するまでの間に行うデータ処理は、最小限にすべきである。画像をただ切り取り、画像間で濃淡調整が同等であることを確認する。ガンマ補正や他の強調処理は、自分が何をやっているかを本当によくわかっているのでなければ、避けることが一番である。すべての処理の段階の逐一を、常にすべてつまびらかに公表し、図の説明に含めなくてはいけない。醜いデータであっても、それをありのままに示すことに、何も恥じることはない。実験データの魅力を高めなければいけないというプレッシャーを感じないようにしよう。データはあるがままに出すべきである。ただ自分ができる最高の実験を行い、可能な限り高い質のデータを得るのである。

　科学の進む方向性はオープンデータへと向かっている。いくつかの論文誌では、切り取りや、注釈をつける前の生のブロットデータを論文の補足情報（Supplementary Information）として付け加える必要がある。他にも、すべてのデータの提出が必要となる論文誌もある。将来、「出版用」のデータだけでなく生のデータを共有することが規範となることは明らかである。そしてこの本の読者であるみなさんは、デジタル細胞生物学者としてそのゲームを一歩先で進めていくことであろう。

鉄の掟

- 説明を読むことなしに内容が理解できるような図を作成することを目指す。
- 一貫性と整頓は、素晴らしい図を作成するための鍵である。
- パネルどうしの大きさと空白のバランスをチェックすること。

- 他者の意見は重要である。もし何かが明確でなければラベルを加えたり他の変更を行うことが必要だろう。自分の仕事に対する意見を求めよう。

付録
この本に出てくるソフトウェアの一覧

タスク	ソフトウェア	リンク
画像解析	ImageJ[6] Fiji[5]	https://imagej.nih.gov https://fiji.sc
プラグインとライブラリ	Bio-Formats[38] OMERO[39] TrackMate[18]	https://www.openmicroscopy.org/bio-formats/ https://www.openmicroscopy.org/omero/ https://imagej.net/TrackMate
統計処理	R[40] RStudio[7]	https://www.r-project.org https://www.rstudio.com
R のパッケージ	ggplot2[41] EBImage[42]	https://ggplot2.tidyverse.org https://doi.org/10.18129/B9.bioc.EBImage
バージョン管理	git	https://git-scm.com
図	Inkscape Adobe Illustrator	https://inkscape.org https://adobe.com
動画ファイル	FFmpeg HandBrake	https://www.ffmpeg.org https://handbrake.fr

参考文献

1. Broman KW,Woo KH. 2018. Data organization in spreadsheets. *Am Statistician* **72**: 2–10.doi:10. 1080/00031305.2017.1375989

2. Royle SJ. 2019. quantixed/TheDigitalCell: first complete code set, Apr. 2019. https://zenodo.org/record/2643411#. XLc3QC-ZMUE

3. Murre JM, Dros J. 2015. Replication and analysis of Ebbinghaus' forgetting curve. *PLoS One* **10**: e0120644. doi:10.1371/journal.pone.0120644

4. Williams E, Moore J, Li SW, Rustici G, Tarkowska A, Chessel A, Leo S, Antal B, Ferguson RK, Sarkans U, et al. 2017. The Image Data Resource: a bioimage data integration and publication platform. *Nat Methods* **14**: 775–781. doi:10.1038/nmeth.4326

5. Schindelin J, Arganda-Carreras I, Frise E, Kaynig V, Longair M, Pietzsch T, Preibisch S, Rueden C, Saalfeld S, Schmid B, et al. 2012. Fiji: an open-source platform for biologicalimage analysis. *Nat Methods* **9**: 676–682. doi:10.1038/ nmeth.2019

6. Schneider CA, Rasband WS, Eliceiri KW. 2012. NIH Image to ImageJ: 25 years of image analysis. *Nat Methods* **9**: 671–675.

7. TeamR.2016. *RStudio: integrateddevelopment forR.* Boston,MA. http://www.rstudio.com/

8. Rueden CT, Schindelin J, Hiner MC, DeZonia BE,Walter AE, Arena ET, Eliceiri KW. 2017. ImageJ2: ImageJ for the next generation of scientific image data. *BMC Bioinformatics* **18**: 529. doi: 10.1186/s12859-017-1934-z

9. Grolemund G, Wickham H. 2019. *R for data science.* https://r4ds.had.co.nz/

10. Chenouard N, Smal I, de Chaumont F, Maška M, Sbalzarini IF, Gong Y, Cardinale J, Carthel C, Coraluppi S, Winter M, et al. 2014. Objective comparison of particle tracking methods. *Nat Methods* **11**: 281–289. doi:10.1038/ nmeth.2808

11. van Riel WE, Rai A, Bianchi S, Katrukha EA, Liu Q, Heck AJ, Hoogenraad CC, Steinmetz MO, Kapitein LC, Akhmanova A. 2017. Kinesin-4 KIF21b is a potent microtubule pausing factor. *Elife* **6**: 24746. doi:10.7554/ eLife.24746

12. Applegate KT, Besson S, Matov A, Bagonis MH, Jaqaman K, Danuser G. 2011. plusTip-Tracker: quantitative image analysis software for the measurement of microtubule dynamics. *J Struct Biol* **176**: 168–184. doi:10.1016/ j.jsb.2011.07.009

13. Aguet F, Antonescu CN, Mettlen M, Schmid SL, Danuser G. 2013. Advances in analysis of low signal-to-noise images link dynamin and AP2 to the functions of an endocytic checkpoint. *Dev Cell* **26**: 279–291. doi:10.1016/ j.devcel.2013.06.019

14. Olziersky A-M, Smith CA, Burroughs N, McAinsh AD, Meraldi P. 2018. Mitotic live-cell imaging at different timescales. *Methods Cell Biol* **145**: 1–27. doi:10.1016/bs.mcb.2018.03.009

15. Shen H, Nelson G, Kennedy S, Nelson D, Johnson J, Spiller D, White MR, Kell DB. 2006. Automatic tracking of biological cells and compartments using particle filters and active contours. *Chemometrics Intelligent Lab Syst* **82**: 276–282. doi:10.1016/j.chemolab .2005.07.007

16. Carpenter AE, Jones TR, Lamprecht MR, Clarke C, Kang IH, Friman O, Guertin DA, Chang JH, Lindquist RA, Moffat J, et al. 2006. CellProfiler: image analysis software for identifying and quantifying cell phenotypes. *Genome Biol* **7**: R100. doi:10.1186/gb-2006-7-10-r100

17. Chaumont FD, Dallongeville S, Olivo-Marin J. 2011. Icy: a new open-source community image processing software. In 2011 *IEEE International Symposium on Biomedical Imaging: from nano to macro,* pp. 234–237. IEEE, Piscataway, NJ. doi:10.1109/ISBI.2011 .5872395

18. Tinevez J-Y, Perry N, Schindelin J, Hoopes GM, Reynolds GD, Laplantine E, Bednarek SY, Shorte SL, Eliceiri KW. 2017. TrackMate: an open and extensible platform for singleparticle tracking. *Methods* **115**: 80–90. doi:10.1016/

j.ymeth.2016.09.016

19. Manders EMM, Verbeek FJ, Aten JA. 1993. Measurement of co-localization of objects in dual-colour confocal images. *J Microsc* **169**: 375–382. doi:10.1111/j.1365-2818 .1993.tb03313.x

20. Zaritsky A, Obolski U, Gan Z, Reis CR, Kadlecova Z, Du Y, Schmid SL, Danuser G. 2017. Decoupling global biases and local interactions between cell biological variables. *Elife* **6**: 22323. doi:10.7554/eLife.22323

21. Lazic SE. 2016. *Experimental design for laboratory biologists: maximising information and improving reproducibility.* Cambridge University Press, London.

22. Lazic SE, Clarke-Williams CJ, Munafò MR. 2018. What exactly is '*N*' in cell culture and animal experiments? *PLoS Biol* **16**: e2005282. doi:10.1371/journal.pbio.2005282

23. Colquhoun D. 2017. The reproducibility of research and the misinterpretation of *p*-values. *R Soc Open Sci* **4**: 171085. doi:10.1098/rsos.171085

24. Holmes S, Huber W. 2018. *Modern statistics for modern biology.* Cambridge University Press, London.

25. Motulsky H. 1995. *Intuitive biostatistics.* Oxford University Press, Oxford.（編集注：原書第 2 版の邦訳版が出版されている。津崎晃一訳、『数学いらずの医科統計学』第 2 版、メディカル・サイエンス・インターナショナル、2011 年）

26. Tukey JW. 1977. *Exploratory data analysis,* Vol. 2. Addison-Wesley, Boston.

27. Goodman S. 2008. A dirty dozen: twelve *p*-value misconceptions. *Semin Hematol* **45**: 135–140. doi:10.1053/j.seminhematol.2008.04.003

28. Colquhoun D. 2014. An investigation of the false discovery rate and the misinterpretation of *p*-values. *R Soc Open Sci* **1**: 140216. doi:10.1098/rsos.140216

29. Sellke T, Bayarri MJ, Berger JO. 2001. Calibration of P values for testing precise null hypotheses. *Am Statistician* **55**: 62–71. doi:10.1198/000313001300339950

30. Benjamin DJ, Berger JO, Johannesson M, Nosek BA,Wagenmakers EJ, Berk R, Bollen KA, Brembs B, Brown L, Camerer C, et al. 2018. Redefine statistical significance. *Nat Human Behav* **2**: 6–10. doi:10.1038/s41562-017-0189-z

31. Sawilowsky SS. 2009. New effect size rules of thumb. *J Mod Appl Statistical Meth* **8**: 597–599. doi:10.22237/jmasm/1257035100

32. Ho J, Tumkaya T, Aryal S, Choi H, Claridge-Chang A. 2019. Moving beyond values: everyday data analysis with estimation graphics. *Nat Methods* **16**: 565–566. doi:10.1038/s41592-019-0470-3

33. Cumming G. 2014. The new statistics: why and how. *Psychol Sci* **25**: 7–29. doi:10.1177/ 0956797613504966

34. Weissgerber TL, Milic NM, Winham SJ, Garovic VD. 2015. Beyond bar and line graphs: time for a new data presentation paradigm. *PLoS Biol* **13**: e1002128. doi:10.1371/journal .pbio.1002128

35. Tufte ER. 1983. *The visual display of quantitative information.* Graphics Press, Cheshire, CT.

36. Brinton WC. 1915. Joint committee on standards for graphic presentation. *Publ Am Statistical Assoc* **14**: 790–797. doi:10.2307/2965153

37. Rossner M, Yamada KM. 2004. What's in a picture? The temptation of image manipulation. *J Cell Biol* **166**: 11–15. doi:10.1083/jcb.200406019

38. Linkert M, Rueden CT, Allan C, Burel J-M, Moore W, Patterson A, Loranger B, Moore J, Neves C, Macdonald D, et al. 2010. Metadata matters: access to image data in the real world. *J Cell Biol* **189**: 777–782. doi:10.1083/jcb.201004104

39. Allan C, Burel J-M, Moore J, Blackburn C, Linkert M, Loynton S, Macdonald D, Moore WJ, Neves C, Patterson A, et al. 2012. OMERO: flexible, model-driven data management for experimental biology. *Nat Methods* **9**: 245–253. doi:10.1038/nmeth.1896

40. R Core Team. 2018 *R: a language and environment for statistical computing.* R Foundation for Statistical Computing, Vienna, Austria. https://www.R-project.org/

41. Wickham H. 2016. *ggplot2: elegant graphics for data analysis.* Springer-Verlag, New York. http://ggplot2.org

42. Pau G, Fuchs F, Sklyar O, Boutros M, HuberW. 2010. EBImage—an R package for image processing with applications to cellular phenotypes. *Bioinformatics* **26**: 979–981. doi:10.1093/bioinformatics/btq046

訳者付録 0
自習の準備

　この訳者付録では、本文のコードを走らせたり、チュートリアルを自分で行うのに必要であろうと思われる事項をいくつか説明する。

素材のダウンロード

　本文に登場するコードや、チュートリアルで使う画像は以下の GitHub リポジトリから入手可能である。

https://github.com/miura/TheDigitalCell/

　ダウンロードの際には、git のブランチ「jpn」を指定することに注意[訳注]。「master」ブランチは原書のもので、日本語版である「jpn」ブランチでは内容が更新されたり追加されている。また、原書にはチュートリアル用の画像は付属していないが、日本語版では本文に書かれた方法を適用できる画像を用意し、sampleData フォルダに置いた。

ImageJ マクロの走らせ方

　ImageJ マクロの走らせ方の解説が本文にないので、ここで簡単に紹介しておく。Fiji にはスクリプトエディタ（Script Editor）というマクロを書いたり、実行させるための機能があり、これを使う。マクロを実行する場合には、

[Plugins > New > Macro]

をメニューで選ぶと、次のようなウィンドウが現れる。

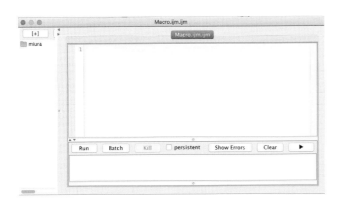

訳注：この URL にアクセスするとデフォルトで jpn ブランチが開かれるようになっているので、特にブランチを選択する必要はないが、念のため注意を喚起する。また、公式リリース用に用意した DOI（デジタルオブジェクト識別子）付きの URL は https://doi.org/10.5281/zenodo.4573068 である。GitHub のコードは改善や修正などでアップデートされたり、削除されることもあるが、このリリースのバージョンは固定される。

　左にサイドバー、右の上部がテキストエディタの部分（入力フィールドとも呼ぶ）で、ここにマクロを書き込むことができる。エディタの下にはさまざまなボタンが並んでいるが、基本的な操作で使うのは「Run」というボタンで、これが実行するためのボタンになる。ボタンの下は出力コンソールで、実行結果などがここに表示される。

　さて、ここで次のようなコマンドを入力フィールドに打ち込んでみよう。

```
print("test");
```

ウィンドウは下の図のようになるはずである。

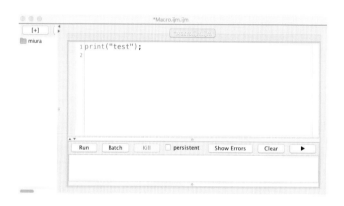

　ここで、Run のボタンをクリックする。すると、新たに Log というウィンドウが登場し、そこに test と出力される。

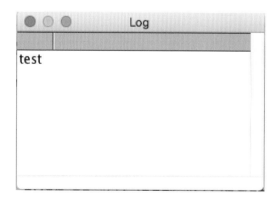

　以上で、マクロを自分で書いて走らせるところまで、実際に行ったことになる。このマクロを保存する際には、スクリプトエディタに付属しているメニューで [File > Save] を選べば、通常のファイルと同様に保存できる。このときに、拡張子が .ijm となるように気をつけるとよい。.ijm は ImageJ Macro の省略形で、

ImageJ はこのファイルをマクロであると自動的に認識してくれる。

　また、既存のマクロファイルを開くときには、以下の 2 通りがある。

1. ファイルを Fiji のメニューバーにドラッグ＆ドロップする。
2. Fiji のメニューで、[File > New > Script Editor] を選ぶと、スクリプトエディタが立ち上がり、そのメニューで [File > Open...] を選び、開きたいマクロファイルを開く。この場合、拡張子が .ijm になっていないと（なかには .txt として保存する研究者もいる）、自動的に言語が認識されないので、スクリプトエディタのメニューで [Language > IJ1 Macro] を選んで、指定することが必要になる。

訳者付録 1
画素の位置を無作為に入れ替える

　本文の解説は、画像を画素群として考えることにあまり慣れていない場合、わかりにくい可能性があるので、以下、詳しい解説を加える。

　そもそも、なぜ画像の画素の位置を無作為に入れ替えるのか、という点であるが、これは、領域を選択するとはどのようなことを意味するのか、ということを説明する上で出てきた例である。ある領域の輝度値の平均値は、その領域内部の画素の位置を無作為にシャッフルしても、その値は変わらない。一方で、領域内だけではなく、画像全体の画素の位置を無作為にシャッフルしたときには、その領域の輝度の平均値は、大抵の場合、変化する。変化しないのは、画像全体の輝度が一様であった場合ぐらいであろう。

　簡単のために、下の図にあるような縦横がともに 3 画素（3×3）のとても小さな画像を考えてみる。各画素の画素値（輝度値）は数字で書き込まれている。

0	0	0
0	0	0
0	0	100

　この画像の一部に図の太線で示したように 2×2 の選択領域を作成し、その画素値の平均値を計算してみる。このとき

平均輝度＝（100 ＋ 0 ＋ 0 ＋ 0）/4

　つまり、25 がその平均値となる。さて、この 4 つの画素の位置を無作為に変更してみよう（別の言い方をすると、位置をシャッフルすることになる）。例えば、次ページの図のようになる。

0	0	0
0	**100**	0
0	0	0

画素の位置は変わっているが、領域内で位置を変えるのだから、選択領域の画素値の平均値は常に 25 となる。

画像全体で画素の位置をシャッフルしたときにはどのようになるだろうか。いろいろなケースが考えられるが、次の図のような状態になったときには、領域内の輝度はすべて 0 なので、平均値は 0 となる。

100	0	0
0	0	0
0	0	0

これと同様に、選択領域を画像全体、と考えてみよう。この場合には、画素の位置をどうシャッフルしようが、平均輝度は必ず

$$(100 + 0 + ... + 0)/9 = 11$$

になる。

本文の図 4.1（44 ページ）にある、画素の位置をシャッフルする処理は、ImageJ に実装されておらず、自分でマクロなどを書いて再現することができる。以下のコードは、画像に選択領域を作成してから実行すると（その前に、下のコードを GitHub のリポジトリからダウンロード[訳注]ないしコピーし、付録 0 に従ってスクリプトエディタを開いて、下のコードを開く、ないしはペーストしておくとよい）、その選択領域内の画素の位置をシャッフルする。選択領域がない場合は、自動的に画像全体（つまり、すべての画素）がシャッフルの対象となる。

訳注：ファイル名は「randomize PixelPositions.ijm」。

```
getBoundingRect(x, y, width, height);
randomizePxelPositions(x, y, width, height);

function randomizePxelPositions(x, y, width, height){
    indexA = Array.getSequence(width * height);
    image1DA = newArray(width * height);
    for(j = 0; j < height; j++){
        for (i = 0; i < width; i++) {
            image1DA[width * j + i] = getPixel(x + i, y + j);
        }
    }


    randomIndexA = Array.copy(image1DA);
    //Fisher-Yates algorithm, shuffling arrays
    for (i = randomIndexA.length-1; i > 0; i--){
        rand = floor( random * (i+1));
        reserve = randomIndexA[i];
        randomIndexA[i] = randomIndexA[rand];
        randomIndexA[rand] = reserve;
        reserve = indexA[i];
        indexA[i] = indexA[rand];
        indexA[rand] = reserve;
    }
    print("=== randomized ===");
    for (i = 0; i < indexA.length; i++) {
        print(indexA[i], ":", randomIndexA[i], " <-" , image1DA[i]);
    }
    //replace pixels
    for(j = 0; j < height; j++){
        for (i = 0; i < width; i++) {
            setPixel(x + i, y + j, randomIndexA[j * width + i]);
        }
    }


    //confirm, sort back by index
    print("=== confirm, sort back by index ===");
    Array.sort(indexA, randomIndexA);
```

```
    for (i = 0; i < indexA.length; i++) {
        print(indexA[i], ":", randomIndexA[i], " <-" , image1DA[i]);
    }
}
```

（コードのファイル名 randomizePixelPositions.ijm）

　なお、このマクロの簡単なアルゴリズムを説明すると、選択領域の画素群をま
ず一次元の配列に並び替え、この配列の順番を無作為にシャッフルする。この後
に再び画素を二次元に配置する。シャッフルには Fisher-Yates shuffle のアルゴ
リズムを使った。ループ数が配列の要素の数で済むため、極めて効率的な手法で
ある。

訳者付録 2
核の分節化

本文図 4.3「核の分節化」（48 ページ）は、以下のように試すことができる。

サンプル画像としては、本書日本語版の GitHub のリポジトリにある画像「OverlappedNuclei.tif」を使用する。この画像にはいくつもの細胞の核が存在する。

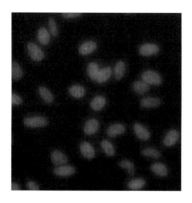

図 4.3 と同じ画像ではないが、次の処理によって本文に紹介されている手法と同様の定量化を行うことができる。

1. 輝度閾値を Otsu のアルゴリズムによって自動的に決定し、画像を二値化する。メニュー：[Image > Adjust > Auto threshold] で、「Method」として Otsu、チェックボックスは「White objects on balck background」（黒い背景に白いシグナル）だけにチェックを入れ、他のチェック項目はすべてチェックを外す。
2. [Process > Binary > Options...] をメニューから選び、表示されるウィンドウで「Black background」（黒い背景）にチェックが入っていることを確認する。入っていなかったら、チェックを入れる。
3. 分水嶺処理によって、重なった核を分割する。メニュー：[Process > Binary > Watershed]
4. 連結要素分析を行う。メニュー：[Analyze > Analyze particles...] Show: として、ドロップダウンのリストから「Outlines」を選ぶ。チェック項目は「Display Results」だけをチェックすればよいだろう（他の項目も試してみる

とよい)。

　以上の操作の結果、次の 2 つの画像と、測定結果の数値の表が結果となる。
左がマスク画像、中央が核のへりを示した画像である。

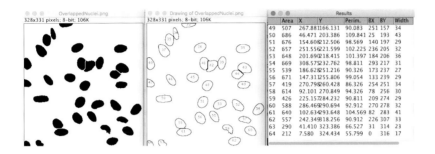

　右の表にある測定値の項目は、事前に [Analyze > Set measurements...]
で選択してある測定項目が表示される。この測定項目の設定も含めた操作を
Command Recorder (**[Plugins > Macros > Record...]**) で自動記録すれば、
それがそのまま、以下の実行可能なマクロである。

```
run("Set Measurements...", "area centroid perimeter bounding
  redirect=None decimal=3");
run("Auto Threshold", "method=Otsu white");
run("Options...", "iterations=1 count=1 black do=Nothing");
run("Watershed");
run("Analyze Particles...", "  show=Outlines display");
```

(マクロのファイル : nucleiSegmentation.ijm)

　この同じサンプル画像を使って、膨張・侵食処理を組み合わせて核のへりを抜
き出す処理のマクロ (01FurtheSegmentationApproaches.ijm) も試してみる
とよいだろう。

表の取り扱いと CSV 形式

　上の解析で測定値は表にリストされた。この表をファイルとして保存すれば、
再び ImageJ で眺めたい、なんらかの計算を行いたい、あるいは R などの他のソ
フトで測定値をさらに分析したい、といった形で使うことが可能になる。

　表には表のウィンドウ独自のメニューがあり、そこで [File > SaveAs...] を選
べば、デフォルトでは「Results.csv」という名前のファイルでローカルのハー

ドディスクの任意の場所に保存することができる。

　なお、このファイルの形式は Comma-Separated Values（CSV）で、その内容は単なるテキストファイルで、通常のテキストエディタでも開くことができる。Windows であれば、SimpleText、Mac であれば、TextEdit.app などである。後者で Results.csv のファイルを開いたところが下の図である。

　このように、表の行が 1 行ごと、列の区切りはコンマで、数値をベタ打ちにしたテキストが CSV ファイルの実態である。極めて原始的ではあるものの、読み込みや書き込みも簡単で、表を公開したり配布する際には最も一般的なファイル形式である。例えば、この同じファイルを下にあるように Google Sheet に読み込むことも可能である。

訳者付録 3
ゲルのバンドの測定

電気泳動のゲルのバンドの測定に関して、本文第 4 章、56 ページでは 2 つの手法が紹介されているが、図が多少わかりにくいことと、具体的にどのようにバンドを選べばよいか、そこまで詳しく扱われていないので、ここでより具体的に説明する。訳者は 1 つ目の手動による手法に関して、背景の輝度値の推定がかなり恣意的になるという点から少々批判的である。そこで、2 つ目のスタンダードな手法をステップを追って以下解説する。

サンプル画像としては、デフォルトで供与されているゲルの画像を使ってみる。右の画像は [File > Open Samples > Gel] で開くことができる（画像はダウンロードされて開くので、ネットに接続されている必要がある）。

この画像で、1 番下のバンドを水平方向に順番に測るものとする。まず 1 番左の部分から測っていこう。矩形選択領域を右の図のように設置する。縦の高さは、バンドの高さのだいたい 2 倍程度になるようにする。

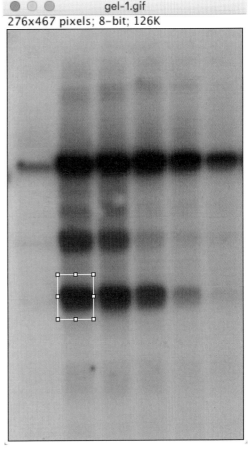

ここで、キーボードの「1」を叩く。すると、左下の画像のように1とラベルされる。

　次のバンドをマークしよう。矩形選択領域をドラッグして、隣のレーンにずらし、次のバンドを囲むようにして今度はキーボードの「2」を叩く。すると、2とそのバンドがマークされる。同様に3番目のレーンに選択領域を移動させて「2」を叩く。すると、今度は3とマーキングされるだろう。右下の画像は5番目のバンドまでマーキングを行ったところである[訳注]。

訳注：マーキングは何番目かにかかわらず、常に「2」のキーである。

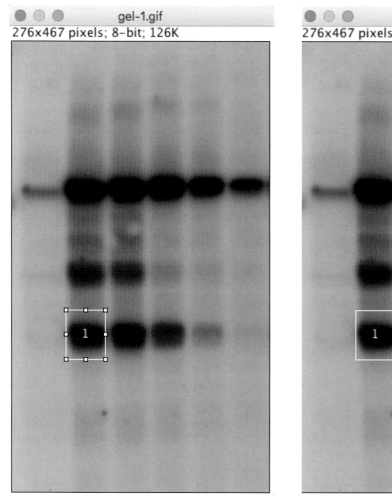

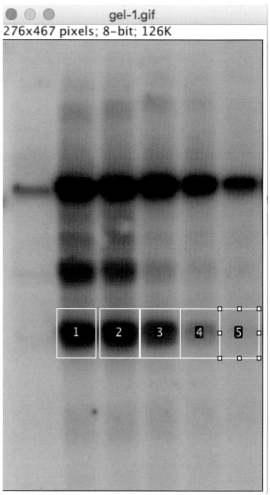

　さて、この状態で今度は「3」のキーを叩く。すると、次ページのようなウィンドウが現れる。

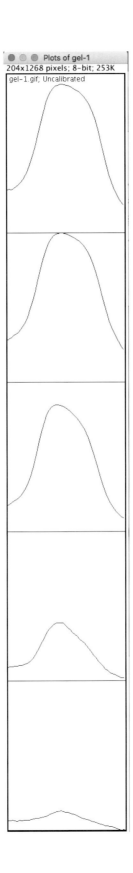

　この場合、5 コマ漫画のようになっているが、それぞれのコマが各レーンのバンドに相当する。以下のように 1 番目のバンドだけひとまず扱ってみよう。X 軸が縦方向の距離、Y 軸がそれぞれの場所における総輝度数である。

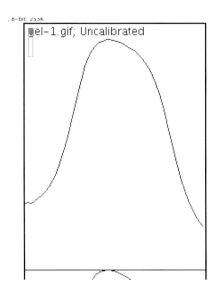

　この輝度プロファイルを見てわかるように、ピークの基部（ベースライン）は実は斜めになっており、そのベースラインから上がバンドのシグナルであることがわかる。このベースラインから上の面積が、バンドの総輝度値（Integrated Density）に相当するので、この面積を測ればよい。このために、線選択領域を使って、ベースラインを指定する。具体的には以下のような状態になる。

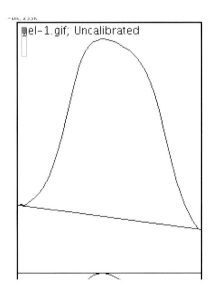

　このときに注意しなければいけないのは、基部に引く線が輝度プロファイルの線と交差しているようにすることである。というのも、次に行うのは、内部の面積の計測なので、線は閉じていなければいけないからである。面積の計測には、マジックワンドを使う。アイコンは次のような形である。

　このツールで、ピークの内側の領域をどこでもいいのでクリックすると、ピークの全体が選択領域となる。

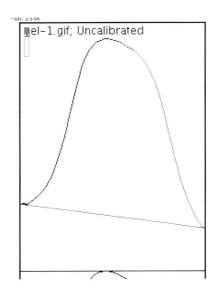

　同時に面積の計測も行われて、「Results」というウィンドウに面積の値が追加される。同様の線選択領域でベースラインを切る＞マジックワンドでピークを選択をそれぞれのプロファイルに関して繰り返した結果、5つの計測値が表示される。

	Results	
	Area	
1	20968.643	
2	20941.815	
3	18566.179	
4	7276.187	
5	1895.134	

訳者付録 4
チュートリアルの補足事項

チュートリアル：細胞内の小胞を数える（59 ページ）の補足

このチュートリアルでは、細胞内小胞のダイナミクスのタイムラプスの動画データを使い、小胞の数の時間的変化を測るという目的で説明がなされている。同じようなサンプルデータを見つけることができなかったので、ここでは細胞が分裂して核の数が増加してゆく様子を捉えたタイムラプス画像を使って、同様の解析を行ってみよう。サンプル画像は NucleiDividing.tif を使用する（この画像は GitHub のリポジトリに含まれている）。なお、下の図は、この画像データの最後のフレームであるが、核のシグナルが微弱なため、この本に掲載するためだけにコントラストを自動的に上げている。画像を自分で開くとシグナルが微弱なので見えにくいかもしれないが、それが正しい表示である。

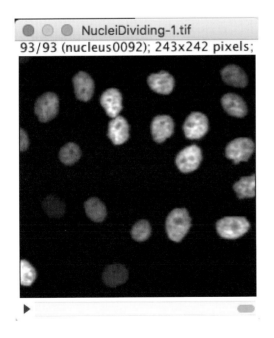

この画像データは、93 フレームの二次元時系列データである。ここでは 59 ページのチュートリアル「細胞内の小胞を数える」のステップ 1 から 3 について詳しく説明する。ステップ 4 以降は、本文を参照してほしい。

1a. [Image > Adjust > Auto Threshold] をメニューから選び、「Method」
は「Otsu」チェックボックスは「White objects on balck background」（黒
い背景に白いシグナル）と「Stack」（スタック全体の処理）をチェックする。
OK をクリックすると、全フレームの二値化処理が行われる。

1b. 次のステップの用意のため [Process > Binary > Options...] をメニュー
から選び、表示されるウィンドウで「Black background」（黒い背景）に
チェックが入っていることを確認する。入っていなかったら、チェックを入
れる。OK をクリックする。画像には何も起きないが、これで「背景は黒」
と設定したことになる。

1c. [Process > Binary > Watershed] をメニューから選ぶ。一見、何も起こ
らないように見えるかもしれないが、各フレームをチェックすると、重なっ
ている核が 2 つに分離していることがわかる。以上で、分節化が無事終了
したことになる。

  1. [Analyze > Analyze Particles...] を選ぶ。
  2. 粒子の除外条件（`Size (pixel^2)`）を 300-infinity に設定する。面
  積が 300 画素以下のシグナルは核としてカウントしないことにしたことに
  なるが、これは後で微調整してもよい。チェックボックスは、以下の 4 項
  目にチェックを入れる。
    1. Display results（測定結果を表として表示する）
    2. Clear results（前回の測定結果が表に残っている場合はリセットしてまっ
      さらにする）
    3. Summarize（測定値をまとめた値を表示する）
    4. Exclude on edges（画像のフチにかかっている核は測定から除外する）
以上の設定を行った後に OK をクリックする。

ステップ 4 以降は本文（チュートリアル）を参考にしてほしい。

「動画の解析」についての他のチュートリアルのサンプル画像

　以下の 3 つのチュートリアルは、いずれもサンプル画像 `eb1_8b.tif` を
使って本文と同様の実習を行うことを目的としている（この画像は GitHub のリ
ポジトリに含まれている）。このサンプル画像は、微小管プラス端結合タンパク
質である EB1 を蛍光標識した細胞の動画である。放射状に細胞の中心から辺縁
に向かってシグナルが動いている。

● チュートリアル：手動粒子追跡（61 ページ）
—本文では細胞の移動運動を追跡することが課題になっているが、EB1 シグナ
ルの運動を対象に粒子追跡を行うとよい。

● チュートリアル：自動粒子追跡（62 ページ）

—手動と同様に、EB1 の運動を対象に Trackmate で粒子追跡を行ってみるとよいだろう。ここで得られる結果は大量のデータになる。手動の結果と比較すれば、自動追跡の結果を評価できるだろう。

● チュートリアル：キモグラフの作成（63 ページ）

—これは本文にある EB3 とほぼ同様の測定対象の運動になる。上の 2 つの手法と結果を比較し、評価するとよいだろう。

チュートリアル：時系列の共局在を R を使って測定（68ページ）

サンプル画像 `c1.tif`（チャネル 1、アクチン結合タンパク質 Abp1）と、`c2.tif`（チャネル 2、細胞の飲食過程 endocytosis に関わるタンパク質 Sla1）を使って本文第 4 章 68 ページのチュートリアルを行うことができる（この画像は GitHub のリポジトリに含まれている）。小さな画像であるが、共局在のダイナミクスの数値化を体験できるだろう。この動画像では、一時的に 2 つのシグナルが共局在する現象が、2 つの時点で見られる。R のスクリプトを実行する際の注意は、

1. スクリプトは、本文のコードにプロットをもう一つ付け加えた 03Colocalization OverTimeV2.R` を使う。
2. 4 行目と 5 行目は、このスクリプトに必要なパッケージをインストールするコマンドである。これらの行はスクリプトを走らせる前に、1 行ずつ実行（RStudio の Run のボタンをクリックすると 1 行だけ実行）して、予めインストールしておくとよい。インストールが完了したら、それぞれの行頭に # を挿入して、コメントアウトする。

1 つ目のプロットは下の図のようになる。50 フレーム近傍、160 フレーム近傍で、2 つのシグナルが急速に重なり、その後徐々にその共局在状態が徐々に緩和する様子がわかるだろう。元の動画像と比較してみるとよい。

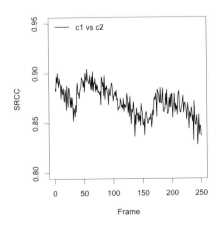

　2 つ目のプロットは、上のプロットとチャネル 1 のシグナルを無作為化したものとの共局在状態の比較であり、次ページのようになる。縦軸のレンジが違うことに注意しよう。

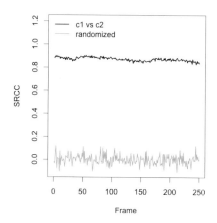

　より精度の高い解析をするのであれば、点状のシグナルであることから、あらかじめ Fiji の Trackmate を使った粒子追跡法で各時点でのシグナルの位置を推定し、その付近だけで共局在解析を行うとよいだろう。

　このサンプル画像データは、この本の日本語版のサンプル画像として、ジュネーブ大学のアンドレア・ピコ (Andrea Picco) に提供していただいた。ここに感謝する。

訳語対応表

英和

英語	日本語
A・B	
absolute path	絶対パス
accession number	索引番号
acousto-optical tunable filter	音響光学可変フィルタ
additive color scheme	加法混色
analyst	解析者
antibody	抗体
array	配列
auditability	監査性
automated single particle tracker	自動単粒子追跡ツール
bacterial glycerol stock	大腸菌グリセロールのストック
bandpass	干渉フィルタ
bar chart	棒グラフ
batteries included	電池付き
beautifying	美化
beeswarm	蜂群図
bias	偏り
bias-corrected accelerated (BCa) confidence interval	偏り補正・加速信頼区間
bilinear	双一次補間
binary image	二値画像
binary information digit	二進数情報桁
binning	装函
biological unit	生物学的単位
bionomial	二項
bit	ビット

英語	日本語
bit depth	ビット深度
blebbing	細胞が泡を吹いたような突出を形成する（ブレッブ形成）
bleed-through	漏れ出る
blinding	盲検法
blocking	乱塊法
blurring	ぼかし処理
bootstrapping	ブートストラップ法
box filtering	箱フィルタ処理
box-and-whisker	箱ひげ図
brightness	明度
C・D	
calibrated unit	物理的単位
calibration	較正
cell line	細胞株
chamber	箱型恒温室
channel	チャネル
chemiluminescence	化学発光
circularity	円形度
clipping	刈り取り
cluster	塊
co-occupation	共存
co-occurence	共起
Cohen's *d*	コーエンの *d*
coincidence	共存
colocalization	共局在
color scheme	色空間
comma-separated values (CSV)	コンマ区切り数値表

英語	日本語
computational biologists	計算生物学者
confidence interval	信頼区間
connected component analysis（CCA）	連結成分解析
contingency table	分割表
contrast adjustment	濃淡調整
contrast stretching	濃淡伸展
convolution	畳み込み演算
corrected total cell fluorescence（CTCF）	補正全細胞蛍光強度
correlation	相関
critical value	臨界値
cross talk	混信
data management	データ管理
data organization system	データ整理・組織化システム
data sharing	データ共有
data type	データ型
database for resource	実験資源のためのデータベース
de-interleave	複数のスタックを組み合わせて新たにスタックを作る
deploy	使用可能な状態にして配布する
derangement	混乱
detection	検出
detector	検出器
dialog box	対話ボックス
digital cell biology	デジタル細胞生物学
dilate	膨張処理
dimension	次元
disposable	その場限り
DNA plasmid	DNA プラスミド
downsampling	間引き標本化
Dunn–Holland–Wolfe method	ダン - ホランド - ウォルフ法
Dunnett's test	ダネットの検定

dynamic range	動作範囲
E・F	
effect size	効果量
electronic lab notebook	電子ラボノート
emission	放出光
emission filter	吸収フィルタ
encode	符号化
entity	実体
environment window	環境ウィンドウ
erode	侵食処理
error	誤差
estimation statistics	推定統計
excitation light	励起光
experimental unit	実験的単位
exponentiation	べき乗
extension	拡張子
externalize	外部実装
false discovery rate（FDR）	偽発見率
filenaming system	ファイル命名規則
flipping	鏡像変換
floating point	浮動小数点
fluorescence microscopy	蛍光顕微鏡法
fluorescence spectra	蛍光スペクトル
fluorescence tag	蛍光標識
fluorophores	蛍光色素
focal adhesion	焦点接着
fold change	倍率変化
FRAP	光褪色後蛍光回復法
G・H・I	
gain	増幅率
gamma correction	ガンマ補正
gap closing paratmeter	間隙閉鎖パラメータ
Gaussian blur	ガウスぼかし処理
gel densitometry	ゲル濃度測定法

generic	汎用性
get organized	整理して組織化する
good laboratory practice	優良試験所規範
gray level	グレイ階調
ground truth	地上の真実
heat map technique	ヒートマップ技法
histogram	度数分布図
HSV/HSB color space	HSV/HSB 色空間
hue	色相
image analysis	画像解析
image calculator	画像計算機能
image manipulation	画像操作
image property	画像の属性
image registration	画像位置合わせ処理
image series	画像系列
image stack	画像スタック
infobar	情報バー
integrated density	総輝度値
integrated development environment（IDE）	統合開発環境
intensity profile	輝度プロファイル
intensity transformation	輝度の変換
intensity value	輝度値
interpolation	内挿法
interquartile range	四分位範囲

J・K・L

Jarque-Bera test	ジャック-ベラ検定
Jitter plot	ジッター図
k-means clustering	k 平均クラスター分析法
kinetochore	動原体
Kolmogorov-Smirnov test	コルモゴロフ-スミルノフ検定
Kruskal–Wallis test	クラスカル-ウォリス検定
kurtosis	尖度
kymograph	キモグラフ

Lab color space	Lab 色空間
laplacian of gaussian（LoG）	ガウシアン・ラプラシアン処理
laser line	レーザー光
laser power	レーザーの出力
lightness	明度
Likert scale	リッカート尺度
line plot	折れ線グラフ
line tool	線選択ツール
linear regression	線形回帰
link	関連付け
live cell imaging	生細胞イメージング
loading control	内部標準
local thresholding	局所二値化法
lossless compression	可逆圧縮形式
lossy compression	非可逆圧縮形式

M・N・O

macropinocytosis	マクロ飲作用
magic wand tool	自動領域選択ツール
main window	主ウィンドウ
Manders' coefficient	マンダースの係数
Mann-Whitney test	マン-ホイットニー検定
manual particle tracking	手動粒子追跡
mean	平均値
mean pixel density	平均画素密度
microtubule	微小管
mitochondrial transport	ミトコンドリアの輸送
mitotic index	分裂指数
modulo	剰余算
moment	モーメント（積率）
multichannel	多チャネル
multipoint experiment	マルチポイントの実験
NaN	非数
negative control	陰性対照

英語	日本語
network attached storage device（NAS）	ネットワーク接続型ストレージ
network share	ネットワーク共有
normal distribution	正規分布
normalization	正規化
nosepiece	レボルバー
null hypothesis	帰無仮説
objective lens	対物レンズ
object	対象物
observation unit	観察的単位
offset	ゲタ
one-way ANOVA	一元配置分散分析
operator	演算子
outlier	外れ値
overlap	重複領域
overlap coeffecient	重なり係数
overlay	重ね画像

P・Q・R

英語	日本語
parameter estimation	パラメータ推定
parameter	測定項目
particle tracking	粒子追跡法
Pearson's correlation coeffecient	ピアソンの相関係数
percentile	百分位
permutation test	並べ替え検定
photobleaching	光褪色
phototoxity	光毒性
pixel	画素
pixel value	画素値
point scanning confocal microscope	点走査型共焦点顕微鏡
population	母集団
positive control	陽性対照
post hoc test	事後検定

英語	日本語
principal component analysis	主成分分析
projection	投射
pseudocoloring	疑似着色
pseudoreplication	疑似反復
quantum yield	量子収量
randomization	無作為法
randomize	無作為化
rank	順位
ratio image	割合画像
raw data	生データ
raw integrated density	原総輝度値
read-only	読みとり専用
rectangular selection	矩形選択
region of interest（ROI）	選択領域
relative path	相対パス
repeated-measures ANOVA	反復測定分散分析
replication	反復
reproducibility	再現性
resampling	再標本化
rescaled	較正値を変更
reslice	再スライス
rotation	回転

S・T

英語	日本語
salt and pepper	ごま塩
sample size	標本の大きさ
saturated pixel	飽和画素
scaling	拡縮
scaling	尺度
scaling	縮尺変換
scatter dot plot	点散布図
scatter plot	散布図
segmentation	分節化
segmented line tool	折れ線選択ツール
semiquantitative	準定量的

Shapiro-Wilk test	シャピロ-ウィルク検定
sharpen	鮮鋭化処理
single-molecule localization microscopy	単一分子局在化顕微鏡法
skew	せん断
skewness	歪度
slice	切片
smoothening	平滑処理
space	容量
spatial filtering	空間フィルタ処理
Spearman's rank correlation coefficient（SRCC）	スピアマンの順位相関係数
split overlap coeffecient	分割重なり係数
spurious correlation	偽相関
staging area	舞台領域
standardization	標準化
statistical analysis	統計解析
statistical power	検定力
statistical test	統計検定
streak	航跡
string	文字列
subresolution	解像度以下
substack	スタックの分割
subtractive color scheme	減法混色
sum slice	スライス和
summary statistic	要約統計量
thresholding	閾値処理
tilde expansion	チルダ拡張
time scaling	時間尺度
time series	時系列
time stamp	打刻
time-stamped	時刻の打刻
total internal reflection fluorescence microscopy	全反射照明蛍光顕微鏡法
track	細胞の動きを追跡

track cell movement	運動の軌跡
transfecting	形質導入
translation	移動
transpose	転置
trimming	刈り込み
Tukey's HSD（honestly significant difference）post hoc test	チューキーの HSD 事後検定
Tukey's post hoc comparison	チューキーの事後比較
two outcome	2 値分類
type I error	第 1 種の過誤
type II error	第 2 種の過誤

U・V・W・Z

univariate model	一変量モデル
upsampling	補間標本化
validation	検証
variability	ばらつき
variable	変数
variance	分散
version control	バージョン管理
vesicle	細胞内小胞
vibration-isolated table	除振台
violin plot	バイオリン図
virtual stack	仮想スタック
voxel	体素
watershed routine	分水嶺処理
widefield microscope	広視野顕微鏡
Wilcoxon rank sum test	ウィルコクソン順位和検定
winsorization	ウィンザー化
workflow	作業工程
z score	z 得点
z-depth	Z 軸深度
z-series	Z 軸系列

和英

日本語	英語
数字・アルファベット	
2 値分類	two outcome
DNA プラスミド	DNA plasmid
HSV/HSB 色空間	HSV/HSB color space
k 平均クラスター分析法	k-means clustering
Lab 色空間	Lab color space
Z 軸系列	z-series
Z 軸深度	z-depth
z 得点	z score
あ	
閾値処理	thresholding
一元配置分散分析	one-way ANOVA
一変量モデル	univariate model
移動	translation
色空間	color scheme
陰性対照	negative control
ウィルコクソン順位和検定	Wilcoxon rank sum test
ウィンザー化	winsorization
運動の軌跡	track
円形度	circularity
演算子	operator
折れ線グラフ	line plot
折れ線選択ツール	segmented line tool
音響光学可変フィルタ	acousto-optical tunable filter
か	
解析者	analyst
解像度以下	subresolution
回転	rotation
外部実装	externalize
ガウシアン・ラプラシアン処理	laplacian of gaussian (LoG)
ガウスぼかし処理	Gaussian blur
化学発光	chemiluminescence

日本語	英語
可逆圧縮形式	lossless compression
拡縮	scaling
拡張子	extension
重なり係数	overlap coeffecient
重ね画像	overlay
画素	pixel
画像位置合わせ処理	image registration
画像解析	image analysis
画像計算機能	image calculator
画像系列	image series
仮想スタック	virtual stack
画像スタック	image stack
画像操作	image manipulation
画像の属性	image property
画素値	pixel value
塊	cluster
偏り	bias
偏り補正・加速信頼区間	bias-corrected accelerated (BCa) confidence interval
加法混色	additive color scheme
刈り込み	trimming
刈り取り	clipping
環境ウィンドウ	environment window
間隙閉鎖パラメータ	gap closing paratmeter
監査性	auditability
観察的単位	observation unit
干渉フィルタ	bandpass
ガンマ補正	gamma correction
関連付け	link
疑似着色	pseudocoloring
疑似反復	pseudoreplication
偽相関	spurious correlation
輝度値	intensity value
輝度の変換	intensity transformation

輝度プロファイル	intensity profile
偽発見率	false discovery rate（FDR）
帰無仮説	null hypothesis
キモグラフ	kymograph
吸収フィルタ	emission filter
共起	co-occurence
共局在	colocalization
鏡像変換	flipping
共存	coincidence
共存	co-occupation
局所二値化法	local thresholding
空間フィルタ処理	spatial filtering
矩形選択	rectangular selection
クラスカル - ウォリス検定	Kruskal–Wallis test
グレイ階調	gray levels
蛍光顕微鏡法	fluorescence microscopy
蛍光色素	fluorophore
蛍光スペクトル	fluorescence spectra
蛍光標識	fluorescence tag
計算生物学者	computational biologist
形質導入	transfecting
ゲタ	offset
ゲル濃度測定法	gel densitometry
検出	detection
検出器	detector
検証	validation
原総輝度値	raw integrated density
検定力	statistical power
減法混色	subtractive color scheme
コーエンの d	Cohen's d
効果量	effect size
広視野顕微鏡	widefield microscope
較正	calibration
較正値を変更	rescaled

航跡	streak
抗体	antibody
光毒性	phototoxity
誤差	error
ごま塩	salt and pepper
コルモゴロフ - スミルノフ検定	Kolmogorov-Smirnov test
混信	cross talk
コンマ区切り数値表（CSV）	comma-separated values（CSV）
混乱	derangement

さ

再現性	reproducibility
再スライス	reslice
再標本化	resampling
細胞が泡を吹いたような突出を形成する（ブレッブ形成）	blebbing
細胞株	cell line
細胞内小胞	vesicle
細胞の動きを追跡	track cell movement
作業工程	workflow
索引番号	accession number
散布図	scatter plot
時間尺度	time scaling
色相	hue
時系列	time series
次元	dimension
時刻の打刻	time-stamped
事後検定	post hoc test
実験資源のためのデータベース	database for database
実験的単位	experimental unit
ジッター図	jitter plot
実体	entity
自動単粒子追跡ツール	automated single particle tracker
自動領域選択ツール	magic wand tool

日本語	英語
尺度	scaling
ジャック - ベラ検定	Jarque-Bera test
シャピロ - ウィルク検定	Shapiro-Wilk test
主ウィンドウ	main window
縮尺変換	scaling
主成分分析	principal component analysis
手動粒子追跡	manual particle tracking
順位	rank
準定量的	semiquantitative
使用可能な状態にして配布する	deploy
焦点接着	Focal Adhesion
情報バー	infobar
剰余算	modulo
除振台	vibration-isolated table
侵食処理	erode
信頼区間	confidence interval
推定統計	estimation statistics
スタックの分割	substack
スピアマンの順位相関係数	Spearman's rank correlation coefficient（SRCC）
スライス和	sum slice
正規化	normalization
正規分布	normal distribution
生細胞イメージング	live cell imaging
生物学的単位	biological unit
整理して組織化する	get organized
絶対パス	absolute path
切片	slice
鮮鋭化処理	sharpen
線形回帰	linear regression
線選択ツール	line tool
選択領域	region of interest（ROI）
せん断	skew

日本語	英語
尖度	kurtosis
全反射照明蛍光顕微鏡法	total internal reflection fluorescence microscopy
双一次補間	bilinear
装函	binning
相関	correlation
総輝度値	integrated density
相対パス	relative path
増幅率	gain
測定項目	parameter
その場限り	disposable
た	
第 1 種の過誤	type I error
対象物	object
体素	voxel
大腸菌グリセロールのストック	bacterial glycerol stock
第 2 種の過誤	type II error
対物レンズ	objective lens
対話ボックス	dialog box
打刻	time stamp
畳み込み演算	convolution
多チャネル	multichannel
ダネットの検定	Dunnett's test
ダン - ホランド - ウォルフ法	Dunn–Holland–Wolfe method
単一分子局在化顕微鏡法	single-molecule localization microscopy
地上の真実	ground truth
チャネル	channel
チューキーの HSD 事後検定	Tukey's HSD（honestly significant difference）post hoc test
チューキーの事後比較	Tukey's post hoc comparison
重複領域	overlap
チルダ拡張	tilde expansion
データ型	data type

データ管理	data management
データ共有	data sharing
データ整理・組織化システム	data organization system
デジタル細胞生物学	digital cell biology
点散布図	scatter dot plot
電子ラボノート	electronic lab notebook
点走査型共焦点顕微鏡	point scanning confocal microscope
転置	transpose
電池付き	batteries included
統計解析	statistical analysis
統計検定	statistical test
動原体	kinetochore
統合開発環境	Integrated Development Environment（IDE）
動作範囲	dynamic range
投射	projection
度数分布図	histogram

な

内挿法	interpolation
内部標準	loading control
生データ	raw data
並べ替え検定	permutation test
二項	bionomial
二進数情報桁	binary information digit
二値画像	binary image
ネットワーク共有	network share
ネットワーク接続型ストレージ	network attached storage device（NAS）
濃淡伸展	contrast stretching
濃淡調整	contrast adjustment

は

バイオリン図	violin plot
倍率変化	fold change
配列	array
箱型恒温室	chamber

箱ひげ図	box-and-whisker
箱フィルタ処理	box filtering
バージョン管理	version control
外れ値	outlier
ばらつき	variability
パラメータ推定	parameter estimation
反復	replication
反復測定分散分析	repeated-measures ANOVA
汎用性	generic
ピアソンの相関係数	Pearson's correlation coeffecient
美化	beautifying
非可逆圧縮形式	lossy compression
光褪色	photobleaching
光褪色後蛍光回復法	FRAP
微小管	microtubule
非数	NaN
ビット	bit
ビット深度	bit depth
ヒートマップ技法	heat map technique
百分位	percentile
標準化	standardization
ブートストラップ法	bootstrapping
ファイル命名規則	filenaming system
複数のスタックを組み合わせて新たにスタックを作る	de-interleave
符号化	encode
舞台領域	staging area
物理的単位	calibrated unit
浮動小数点	floating point
標本の大きさ	sample size
分割重なり係数	split overlap coeffecient
分割表	contingency table
分散	variance
分水嶺処理	watershed routine

日本語	英語
分節化	segmentation
分裂指数	mitotic index
平滑処理	smoothening
平均画素密度	mean pixel density
平均値	mean
べき乗	exponentiation
変数	variable
棒グラフ	bar chart
蜂群図	beeswarm
放出光	emission
膨張処理	dilate
飽和画素	saturated pixel
ぼかし処理	blurring
補間標本化	upsampling
母集団	population
補正全細胞蛍光強度	corrected total cell fluorescence (CTCF)

ま・や・ら・わ

マクロ飲作用	macropinocytosis
間引き標本化	downsampling
マルチポイントの実験	multipoint experiment
マン-ホイットニー検定	Mann-Whitney test
マンダースの係数	Manders' coefficient
ミトコンドリアの輸送	mitochondrial transport
無作為化	randomize

無作為法	randomization
明度	brightness
明度	lightness
盲検法	blinding
文字列	string
モーメント（積率）	moment
漏れ出る	bleed-through
優良試験所規範	good laboratory practice
陽性対照	positive control
要約統計量	summary statistic
容量	space
読みとり専用	read-only
四分位範囲	interquartile range
乱塊法	blocking
リッカート尺度	Likert scale
粒子追跡法	particle tracking
量子収量	quantum yield
臨界値	critical value
レーザー光	laser line
レーザーの出力	laser power
励起光	excitation light
レボルバー	nosepiece
連結成分解析	connected component analysis (CCA)
歪度	skewness
割合画像	ratio image

索引

欧文、和文の順に収載。数字の太字は重要ページを表す。

和文索引

訳者あとがき

コンピュータ、計算機の普及によって仕事の仕方、社会のあり方が変わってきたことは明らかだが、現状ではその利用の仕方については、個々人の力量に大きく依存している。本書は生物学に関わる研究者、学生、教員、技術員などにむけて、生物学や関連技術の動向を踏まえた上で、コンピュータを使う際のよりどころとなる考え方や、基盤となる方法論を概観しており、現代社会で生物学を行う上で、必携の知識を提供している。

研究室内の散在するデータを把握したいチームリーダー、これから生物学の研究に関わる学生、いいかげん大量に溜まったデータをどうにか処理したい研究者、複数のプロジェクトを整理する必要に迫られた技術職員など、様々な状況の読者にとって、本書は具体的な解決法を示してくれ、また解決法を整理するために役に立つだろう。ImageJ、R、git などの具体的な使用法については、他に詳しい書籍がたくさん存在するが、実験者の立場に立った哲学や、生命科学として重要な点についてまとまっているものは少なく、その意味で本書は画期的な書籍である。

翻訳にあたって、現在進行形で進んでいる生命科学の研究現場の変化や、どうあるべきかの議論、歴史的、技術的な背景について深く考える機会が得られた。また著者のスティーブ・ロイル氏や共同訳者の三浦耕太さんとの共同作業や議論は、非常に勉強になり、また時に70年代音楽談義も挟まるような楽しいものだった。日本語版のデザインにあたっては、舟橋さんらの研究グループからすばらしい画像を提供していただいたので、ここに感謝を記す。最後に、発刊にあたって丁寧に翻訳作業をサポートしていただき、また辛抱強く進行をガイドしていただいた藤川良子さん、髙橋諒さんに深く感謝して翻訳後記とする。

塚田祐基

著者・訳者紹介

Stephen J. Royle
イギリス、ウォリック大学医学部 定量細胞生物学 教授

ケンブリッジ大学薬学部で PhD を取得し、ケンブリッジの MRC 分子生物学研究所神経生物学部門で博士研究員を過ごした後、2006 年に自らの研究グループを立ち上げた。2021 年にはイギリス細胞生物学協会からフックメダルを受賞。
細胞がどのようにタンパク質を動かし、どのように細胞分裂を行うかを研究しており、これらの過程が、通常どのように働き、またがんなどの病気においてどのように異常を起こすかを理解することを研究の目標としている。また、細胞生物学に定量的なアプローチを取り入れ、データ解析をするため、そして研究を整理し、再現性を確保するためにコンピュータを利用している。プログラミングやデータ解析における資料はウェブで公開しており、quantixed.org から得ることができる。

三浦耕太　Kota Miura（第 1、2、3、4 章）
Bioimage Analysis & Research 代表、ハイデルベルク大学ニコンイメージングセンター 客員研究員、The Network of European Bioimage Analysts 副議長

1993 年 国際基督教大学卒業、1995 年 大阪大学（生理学修士）、2001 年 ミュンヘン大学（自然科学博士）。欧州分子生物学研究所ハイデルベルク（ポスドク、スタッフサイエンティスト）、自然科学研究機構（特任准教授）を経て現職。F1000Reserch The NEUBIAS Gateway の編集委員、マックスプランク・バイオイメージング（MaxBI, Germany）、The Center for Open Bioimage Analysis（COBA, NIH, USA）、Focal Plane（The Company of Biologists, UK）のアドバイザーも務める。編著書に『Bioimage Data Analysis』(Wiley, 2016)、『ImageJ ではじめる生物画像解析』（学研メディカル秀潤社、2016 年刊、塚田との共著）、『Bioimage Data Analysis Workflows』(Springer, 2020) など。専門は生物画像解析。
かつては粘菌の培養、実験、イメージングから画像解析まで自分で行っていたが、時を経て生物画像解析の専門家として特化した。一般に画像解析は「人間の認知を模倣する」ことを目標とするが、生物画像解析では「人間の認知を排除して客観的に測定する」ことを目的とするとして、その手法の理論の確立、開発と普及、専門家の育成に努めている。
URL: http://wiki.cmci.info

塚田祐基　Yuki Tsukada（第 5、6、7 章）
名古屋大学大学院 理学研究科 助教

2002 年 国際基督教大学卒業、2008 年 奈良先端科学技術大学院大学情報科学研究科〔博士（理学）〕。名古屋大学大学院理学研究科（博士研究員）を経て、2009 年から現職。2008 年から定量生物学の会のコアメンバーとして活動。編著に『ImageJ ではじめる生物画像解析』（学研メディカル秀潤社、2016 年刊、三浦との共著）、『定量生物学』（化学同人、小林徹也編、2018）など。専門は生物画像解析。
もともと、共同研究者が取得したデータに対して、画像解析や定量測定、数理モデル構築をしていたが、自分でもデータを取得したくなり、線虫 *C. elegans* を用いた分子遺伝学・神経行動学を研究している研究室へ参入。現在はイメージング、顕微鏡制御、画像解析、数理モデルを駆使して、動的な生命現象の解明を進める。
URL: http://elegans.bio.nagoya-u.ac.jp/~tsukada/

デジタル細胞生物学
データベース化・ImageJ・R・コマンドライン・Git

定価：本体3,000円＋税

2021年3月19日発行　第1版第1刷 ©

著　者　　スティーブ J. ロイル

訳　者　　三浦　耕太
　　　　　　（みうら　こうた）
　　　　　塚田　祐基
　　　　　　（つかだ　ゆうき）

発行者　　株式会社　メディカル・サイエンス・インターナショナル

　　　　　代表取締役　金子　浩平
　　　　　東京都文京区本郷 1-28-36
　　　　　郵便番号 113-0033　電話 (03)5804-6050

　　　　　印刷：日本制作センター
　　　　　ブックデザイン：GRID CO., LTD.

ISBN 978-4-8157-3012-3　C3047